I0774545

El Camino del TAO: Secretos de la Filosofía China para una vida plena y feliz

Filosofía sabiduría y prácticas para alcanzar el equilibrio del cuerpo la mente y el espíritu

Indice de Contenido

El Camino del TAO: Secretos de la Filosofía China para una vida plena y feliz
Filosofía sabiduría y prácticas para alcanzar el equilibrio del cuerpo la mente y el espíritu

Escrito por Mervy Farfán

Capítulo 11: El poder de las hierbas medicinales chinas

11.1 Introducción a las hierbas medicinales chinas y sus propiedades curativas

11.2 Uso terapéutico de las hierbas medicinales chinas en diferentes dolencias comunes

11.3 Recetas naturales a base de hierbas medicinales chinas para fortalecer el sistema inmunológico

Capítulo 12: Integrando los principios taoístas en la vida cotidiana

12.1 Cómo aplicar los principios taoístas en las relaciones interpersonales

12.2 Estrategias taoístas para manejar el estrés y encontrar la paz interior

12.3 El camino del Tao como guía para vivir una vida plena y en armonía con el universo

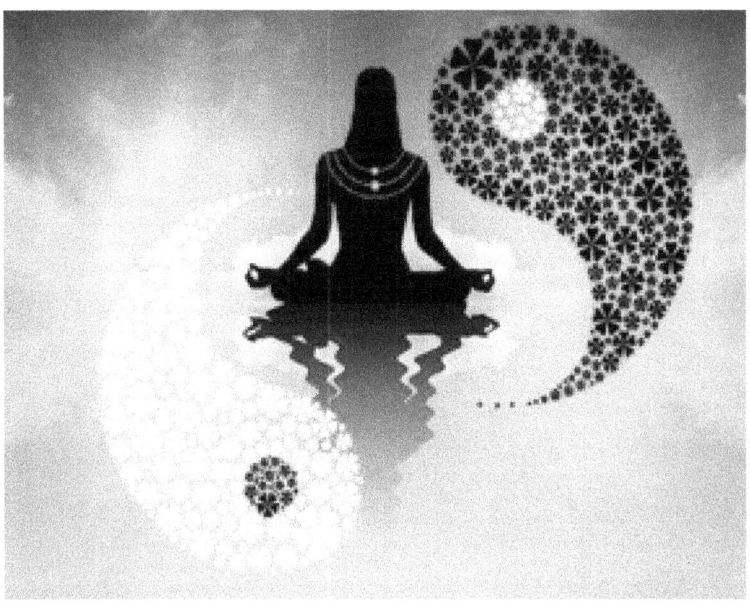

El Camino del TAO: Secretos de la Filosofía China para una vida plena y feliz

Filosofía sabiduría y prácticas para alcanzar el equilibrio del cuerpo la mente y el espíritu

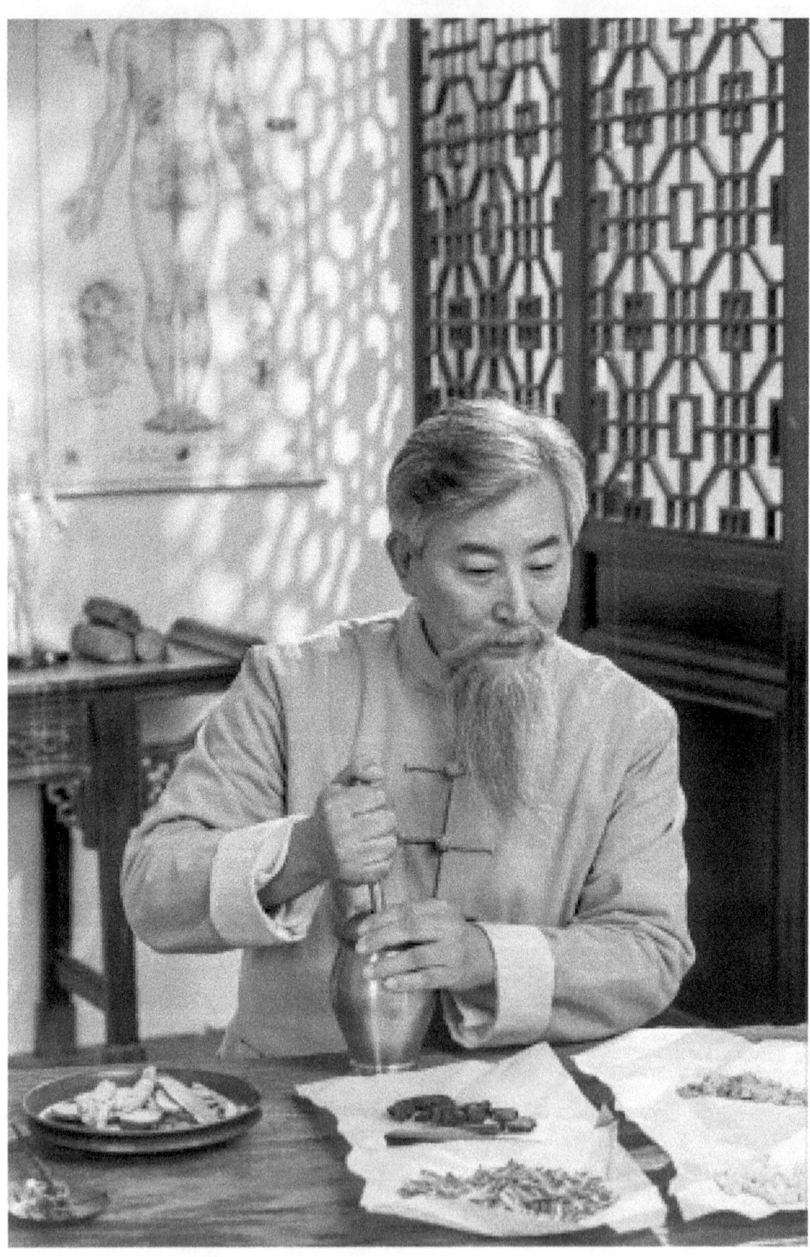

Escrito por Mervy Farfán

El Camino del TAO: Secretos de la Filosofía China para una vida plena y feliz
Filosofía sabiduría y prácticas para alcanzar el equilibrio del cuerpo la mente y el espíritu

Capítulo 1: Fundamentos de la medicina tradicional china

1.1 Orígenes e influencias filosóficas (taoísmo, confucianismo, budismo

) La medicina tradicional china tiene sus raíces en las antiguas filosofías chinas, especialmente en el taoísmo, el confucianismo y el budismo. Estas tres corrientes filosóficas han influido de manera significativa en la concepción de la salud y la enfermedad en la medicina china.

El taoísmo es una filosofía que se originó en China alrededor del siglo IV a.C. Su principal texto es el Tao Te Ching, escrito por Lao Tse. El taoísmo enfatiza la importancia de vivir en armonía con el Tao, que se puede entender como el camino o principio universal que subyace a todas las cosas. Según esta filosofía, la salud se logra cuando uno está en equilibrio con el Tao y fluye con los cambios naturales del universo.

Por otro lado, el confucianismo es una filosofía que se desarrolló aproximadamente al mismo tiempo que el taoísmo. Fue fundado por Confucio y se centra en los aspectos éticos y morales de la vida humana. Aunque no está directamente relacionado con la medicina tradicional china, ha influido en su desarrollo al promover valores como la armonía social y familiar, que son considerados fundamentales para mantener una buena salud.

El Camino del TAO: Secretos de la Filosofía China para una vida plena y feliz
Filosofía sabiduría y prácticas para alcanzar el equilibrio del cuerpo la mente y el espíritu

El budismo también ha dejado su huella en la medicina tradicional china. Esta filosofía llegó a China desde India alrededor del siglo I d.C. y se basa en las enseñanzas de Buda. El budismo enfatiza la importancia de la compasión y el desapego, y ha influido en la medicina china al promover prácticas como la meditación y el mindfulness, que se consideran beneficiosas para la salud.

En resumen, las filosofías taoísta, confucianista y budista han influido en la medicina tradicional china al proporcionar un marco conceptual para entender la salud y la enfermedad desde una perspectiva holística.

1.2 Visión general de la filosofía taoísta

La filosofía taoísta es una parte fundamental de la medicina tradicional china. Se basa en el concepto del Tao, que puede ser entendido como el principio universal que subyace a todas las cosas. Según el taoísmo, vivir en armonía con el Tao es esencial para alcanzar una buena salud.

El Tao Te Ching, escrito por Lao Tse, es uno de los textos más importantes del taoísmo. En este libro se describen los principios fundamentales del taoísmo y se ofrecen consejos prácticos para vivir en armonía con el Tao. Algunos de estos consejos incluyen cultivar la quietud interior, fluir con los cambios naturales del universo y seguir el camino del no-acción (Wu Wei).

El Camino del TAO: Secretos de la Filosofía China para una vida plena y feliz
Filosofía sabiduría y prácticas para alcanzar el equilibrio del cuerpo la mente y el espíritu

El taoísmo también enfatiza la importancia de equilibrar las fuerzas opuestas Yin y Yang. Estas dos fuerzas representan aspectos complementarios pero opuestos de todas las cosas en el universo. El Yin se asocia con la oscuridad, la pasividad y lo femenino, mientras que el Yang se asocia con la luz, la actividad y lo masculino. Según el taoísmo, mantener un equilibrio armonioso entre Yin y Yang es esencial para mantener una buena salud.

Además del concepto de Yin y Yang, el taoísmo también hace referencia al Qi, que se puede entender como la energía vital que fluye a través de todos los seres vivos. Según esta filosofía, el Qi debe fluir libremente y en equilibrio para mantener una buena salud. El taoísmo también habla de los tres tesoros fundamentales: Jing (esencia), Qi (energía) y Shen (espíritu). Estos tres tesoros son considerados fundamentales para la salud y el bienestar.

En resumen, la filosofía taoísta proporciona un marco conceptual para entender la salud desde una perspectiva holística. Enfatiza la importancia de vivir en armonía con el Tao, equilibrar las fuerzas opuestas Yin y Yang, y cultivar los tres tesoros fundamentales: Jing, Qi y Shen.

1.3 Conceptos básicos del taoísmo (Yin y Yang, Qi, los tres tesoros fundamentales y el camino del Tao)

El taoísmo se basa en varios conceptos fundamentales que son clave para comprender su visión de la salud y la enfermedad. Algunos de estos conceptos incluyen Yin y Yang, Qi, los tres tesoros fundamentales y el camino del Tao.

El Yin y el Yang son dos fuerzas complementarias pero opuestas que existen en todas las cosas en el universo. El Yin se asocia con la oscuridad , la pasividad y lo femenino, mientras que el Yang se asocia con la luz, la actividad y lo masculino. Según el taoísmo, mantener un equilibrio armonioso entre Yin y Yang es esencial para mantener una buena salud. Por ejemplo, si hay un desequilibrio en estas fuerzas, puede manifestarse como enfermedad.

El Qi es otro concepto fundamental en el taoísmo. Se puede entender como la energía vital que fluye a través de todos los seres vivos. Según esta filosofía, el Qi debe fluir libremente y en equilibrio para mantener una buena salud. El taoísmo también habla de los tres tesoros fundamentales: Jing (esencia), Qi (energía) y Shen (espíritu). Estos tres tesoros son considerados fundamentales para la salud y el bienestar. El Jing se refiere a la energía primordial que heredamos al nacer, el Qi es la energía vital que adquirimos a través de nuestra vida y nuestras experiencias, y el Shen se refiere al espíritu o conciencia.

El Camino del TAO: Secretos de la Filosofía China para una vida plena y feliz
Filosofía sabiduría y prácticas para alcanzar el equilibrio del cuerpo la mente y el espíritu

El camino del Tao es otro concepto central en el taoísmo. Se refiere a vivir en armonía con el Tao, que se puede entender como el principio universal que subyace a todas las cosas. Seguir el camino del Tao implica fluir con los cambios naturales del universo y cultivar la quietud interior. También implica seguir el principio de no-acción (Wu Wei), que no significa inactividad sino más bien actuar sin esfuerzo ni resistencia.

En resumen, los conceptos básicos del taoísmo, como Yin y Yang, Qi, los tres tesoros fundamentales y el camino del Tao, proporcionan un marco conceptual para entender la salud desde una perspectiva holística. Estos conceptos enfatizan la importancia de equilibrar las fuerzas opuestas Yin y Yang, mantener un flujo armonioso de Qi y seguir el camino del Tao para alcanzar una buena salud y bienestar.

Para obtener más información sobre los fundamentos de la medicina tradicional china y su relación con el taoísmo, el confucianismo y el budismo, se recomienda leer los siguientes libros:

"La Medicina China" de Giovanni Maciocia: Este libro ofrece una visión general de la medicina tradicional china y explora sus raíces filosóficas en el taoísmo, el confucianismo y el budismo.

"El Tao de la Salud, el Sexo y la Larga Vida" de Daniel Reid: En este libro, el autor explora cómo aplicar los principios del taoísmo a la salud y el bienestar.

"Medicina Tradicional China para Mujeres" de Xiaolan Zhao: Este libro se centra en la aplicación de la medicina tradicional china a las necesidades específicas de las mujeres.

Estas lecturas proporcionarán una comprensión más profunda de los fundamentos filosóficos de la medicina tradicional china y cómo se aplican en la práctica clínica.

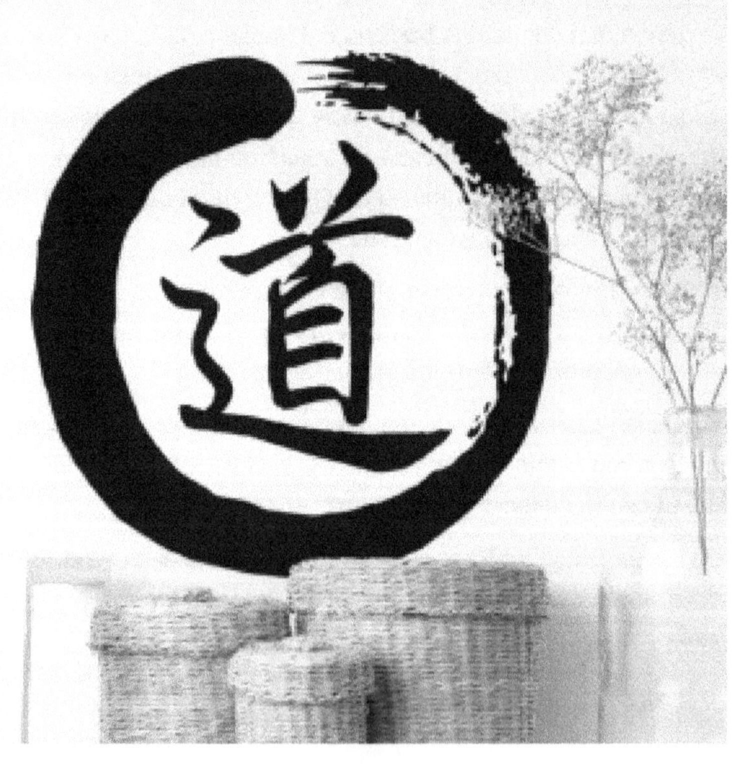

El Camino del TAO: Secretos de la Filosofía China para una vida plena y feliz

Filosofía sabiduría y prácticas para alcanzar el equilibrio del cuerpo la mente y el espíritu

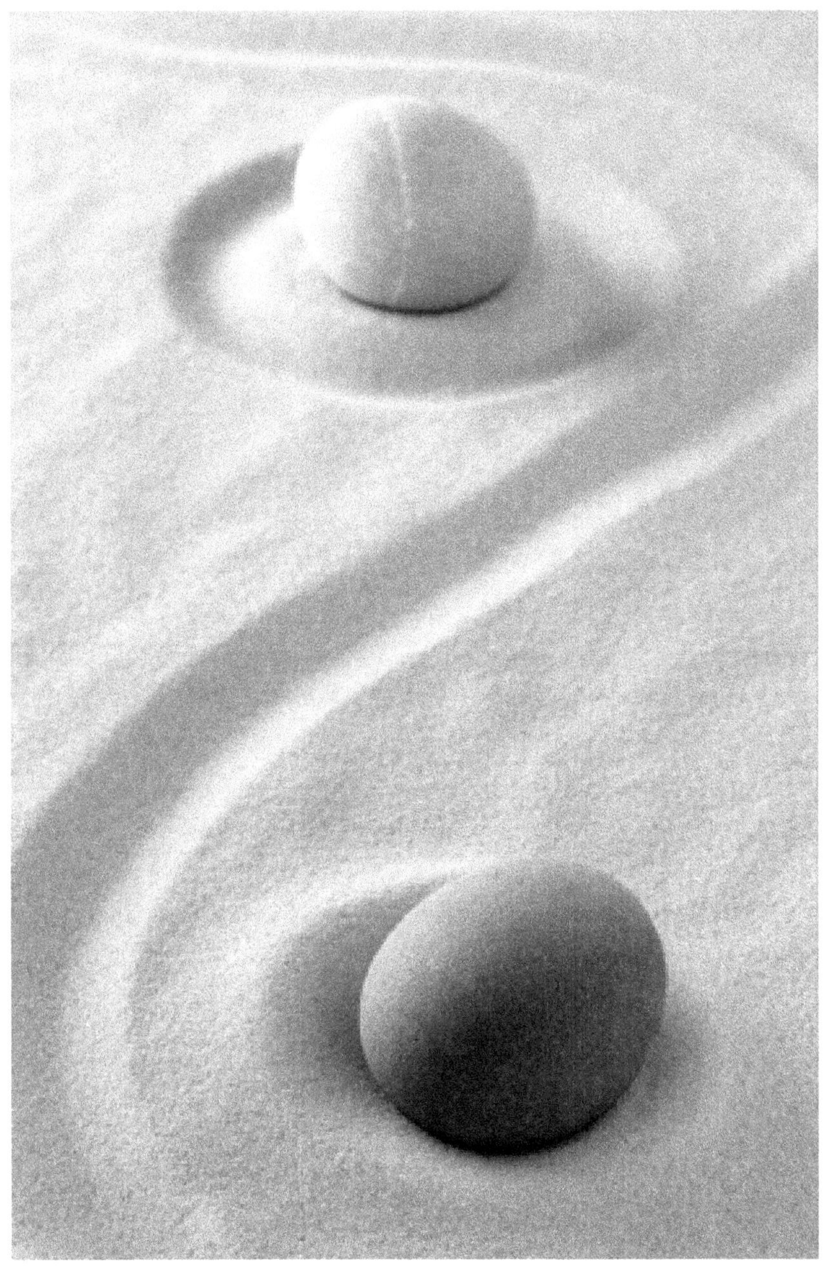

Escrito por Mervy Farfán

El Camino del TAO: Secretos de la Filosofía China para una vida plena y feliz
Filosofía sabiduría y prácticas para alcanzar el equilibrio del cuerpo la mente y el espíritu

Capítulo 2: Conceptos básicos

2.1 Yin/Yang

El concepto de Yin y Yang es fundamental en la filosofía y medicina tradicional china. Estos dos términos representan fuerzas opuestas pero complementarias que existen en todas las cosas del universo. El Yin se refiere a lo femenino, oscuro, frío, pasivo y receptivo, mientras que el Yang representa lo masculino, luminoso, caliente, activo y creativo.

La interacción entre el Yin y el Yang es dinámica y equilibrada. Se cree que cuando estas dos fuerzas están en armonía, hay salud y bienestar. Por otro lado, si hay un desequilibrio entre ellas, puede haber enfermedad o malestar.

Un ejemplo comúnmente utilizado para ilustrar la relación entre el Yin y el Yang es el día y la noche. Durante el día, prevalece la energía yang con su luz brillante y calor radiante. A medida que cae la noche, la energía yang disminuye gradualmente mientras que la energía yin aumenta con su oscuridad fresca y calmada.

El Camino del TAO: Secretos de la Filosofía China para una vida plena y feliz
Filosofía sabiduría y prácticas para alcanzar el equilibrio del cuerpo la mente y el espíritu

En medicina china, los principios del Yin y el Yang se aplican al diagnóstico y tratamiento de enfermedades. Un médico chino evaluará cuidadosamente los síntomas de un paciente para determinar si hay un exceso o una deficiencia de Yin o Yang en su cuerpo. Luego prescribirá tratamientos específicos para restaurar el equilibrio adecuado.

Es importante destacar que el concepto de Yin y Yang no implica una división rígida entre lo bueno y lo malo. Más bien, se trata de reconocer las cualidades complementarias de estas dos fuerzas opuestas en todas las áreas de nuestra vida y buscar un equilibrio armonioso entre ellas.

2.2 Qi/Energía vital

El concepto de Qi, también conocido como energía vital, es otro pilar fundamental de la medicina tradicional china. Se cree que el Qi fluye a través de meridianos en el cuerpo y es responsable del funcionamiento adecuado de los órganos y sistemas.

El Qi se considera una fuerza vital invisible pero tangible que anima a todos los seres vivos. Es la energía que nos mantiene vivos y en equilibrio. Cuando el flujo de Qi se bloquea o se debilita, pueden surgir enfermedades o desequilibrios en el cuerpo.

Existen diferentes tipos de Qi en el cuerpo, como el Qi ancestral (heredado de nuestros padres), el Qi adquirido (obtenido a través de la respiración y la alimentación) y el Qi defensivo (que protege al cuerpo contra enfermedades).

La medicina china utiliza diversas técnicas para fortalecer y equilibrar el flujo de Qi en el cuerpo. Estas incluyen acupuntura, moxibustión, masaje terapéutico (tui na), ejercicios como Tai Chi y Qi Gong, así como cambios en la dieta y estilo de vida.

Un ejemplo práctico del concepto de Qi es la acupuntura. Al insertar agujas finas en puntos específicos del cuerpo, se estimula el flujo de Qi a lo largo de los meridianos correspondientes. Esto puede ayudar a aliviar dolores, mejorar la circulación sanguínea y fortalecer los órganos afectados.

Es importante destacar que aunque no podemos ver directamente el Qi, su existencia se puede sentir y experimentar a través de la práctica de las técnicas de la medicina china. Muchas personas informan una sensación de calma, vitalidad y bienestar después de recibir tratamientos que equilibran su Qi.

2.3 Meridianos, órganos y vísceras

Los meridianos son canales invisibles por los cuales fluye el Qi en el cuerpo. Se cree que hay 12 meridianos principales y 8 meridianos extraordinarios que conectan los órganos y sistemas del cuerpo.

Cada meridiano está asociado con un órgano o víscera específica y tiene puntos de acupuntura a lo largo de su trayectoria. Estos puntos se utilizan para estimular el flujo de Qi en el meridiano correspondiente y restaurar el equilibrio en el cuerpo.

En la medicina china, cada órgano no solo tiene una función física, sino también una función energética y emocional asociada. Por ejemplo, el hígado se considera responsable del flujo libre del Qi en todo el cuerpo, así como de la regulación emocional relacionada con la ira.

El Camino del TAO: Secretos de la Filosofía China para una vida plena y feliz

Filosofía sabiduría y prácticas para alcanzar el equilibrio del cuerpo la mente y el espíritu

Cuando hay un desequilibrio en un órgano o víscera específica, puede afectar tanto su función física como energética. Esto puede manifestarse como síntomas físicos, emocionales o mentales.

Por ejemplo, si hay un bloqueo en el meridiano del hígado, puede haber síntomas como dolor abdominal, irritabilidad o depresión. Al tratar los puntos de acupuntura correspondientes a este meridiano, se puede ayudar a desbloquear el flujo de Qi y restaurar la armonía en todo el sistema.

Es importante destacar que los meridianos y órganos en la medicina china no se interpretan de la misma manera que en la medicina occidental. No se refieren a estructuras anatómicas específicas, sino más bien a sistemas energéticos y funcionales.

En resumen, los conceptos de Yin/Yang, Qi/Energía vital y meridianos, órganos y vísceras son fundamentales en la medicina tradicional china. Estas ideas nos ayudan a comprender cómo el equilibrio y el flujo adecuado de energía son esenciales para mantener la salud y el bienestar. A través de técnicas como acupuntura, Qi Gong y cambios en la dieta y estilo de vida, podemos trabajar para restaurar este equilibrio y promover una vida plena y armoniosa.

Para obtener más información sobre los conceptos de Yin/Yang, Qi/Energía vital y meridianos, órganos y vísceras en la medicina tradicional china, se recomienda leer los siguientes libros:

El Camino del TAO: Secretos de la Filosofía China para una vida plena y feliz
Filosofía sabiduría y prácticas para alcanzar el equilibrio del cuerpo la mente y el espíritu

1."El Tao de la Salud, el Sexo y la Larga Vida" de Daniel Reid: Este libro explora los principios fundamentales de la medicina china y cómo aplicarlos para mantener una buena salud.

2."La Medicina China" de Giovanni Maciocia: Esta obra ofrece una visión completa de la medicina china, incluyendo los conceptos de Yin/Yang, Qi/Energía vital y meridianos, órganos y vísceras.

3."Acupuntura China" de Ted J. Kaptchuk: Este libro es una guía práctica sobre acupuntura china, que explica cómo funciona esta técnica milenaria y cómo se utiliza para equilibrar el flujo de energía en el cuerpo.

Recuerda que estos libros son solo sugerencias y existen muchas otras fuentes disponibles para profundizar en estos temas.

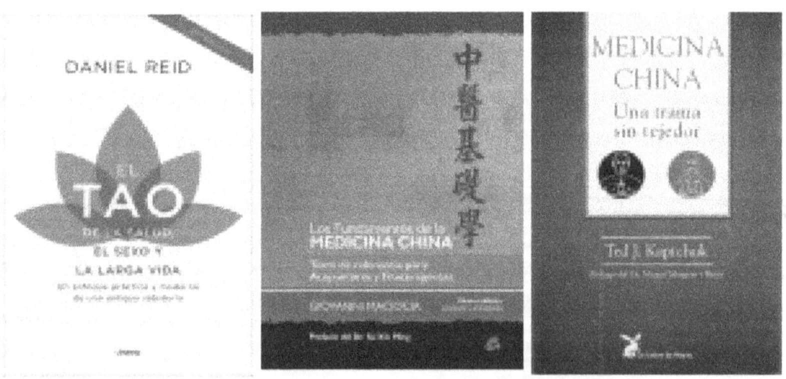

Escrito por Mervy Farfán

El Camino del TAO: Secretos de la Filosofía China para una vida plena y feliz

Filosofía sabiduría y prácticas para alcanzar el equilibrio del cuerpo la mente y el espíritu

Escrito por Mervy Farfán

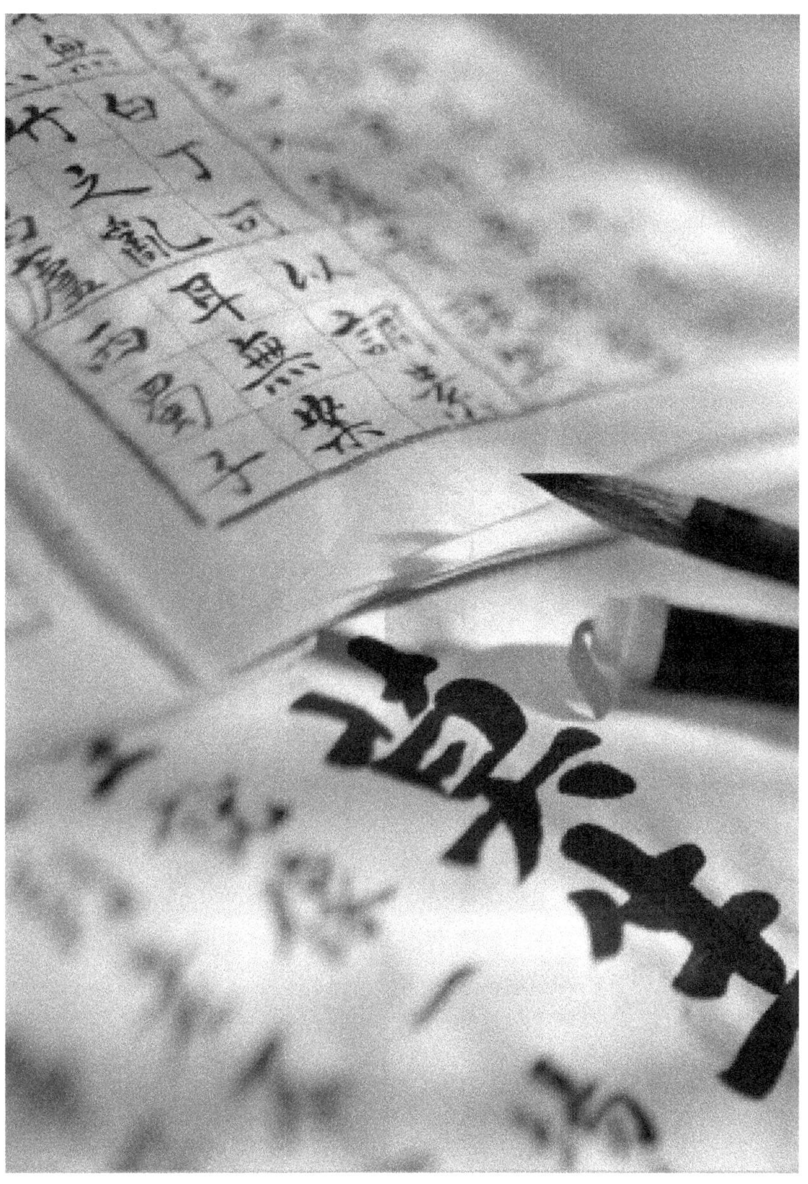

El Camino del TAO: Secretos de la Filosofía China para una vida plena y feliz

Filosofía sabiduría y prácticas para alcanzar el equilibrio del cuerpo la mente y el espíritu

Capítulo 3: Los tres tesoros fundamentales

3.1 Esencia

La esencia es uno de los tres tesoros fundamentales en la filosofía taoísta y juega un papel crucial en la búsqueda del equilibrio y la plenitud. Se refiere a la energía vital que cada ser humano posee desde su nacimiento y que determina su salud, vitalidad y longevidad. La esencia se considera como el fundamento de nuestra existencia y está relacionada con la herencia genética, así como con el estado de nuestros órganos y vísceras.

En la medicina tradicional china, se cree que preservar y fortalecer la esencia es fundamental para mantener una buena salud. Para ello, se recomienda llevar un estilo de vida equilibrado, evitar el estrés excesivo y cuidar nuestra alimentación. Además, existen prácticas específicas como el Qi Gong y la meditación que ayudan a cultivar y conservar esta energía vital.

Una forma de entender mejor el concepto de esencia es pensar en ella como una reserva de energía que tenemos disponible. Al igual que una batería, si utilizamos constantemente esta energía sin permitirnos recargarla adecuadamente, nos agotaremos rápidamente. Por otro lado, si aprendemos a administrarla sabiamente y a nutrirla adecuadamente, podremos disfrutar de una vida larga y saludable.

El Camino del TAO: Secretos de la Filosofía China para una vida plena y feliz
Filosofía sabiduría y prácticas para alcanzar el equilibrio del cuerpo la mente y el espíritu

Para preservar nuestra esencia, es importante llevar una vida equilibrada tanto física como emocionalmente. Esto implica cuidar nuestra alimentación, descansar lo suficiente, hacer ejercicio regularmente y gestionar el estrés de manera efectiva. También podemos recurrir a prácticas como el Qi Gong o Tai Chi para fortalecer nuestra energía vital y equilibrar nuestro sistema energético.

Un ejemplo concreto de cómo la esencia puede afectar nuestra salud se encuentra en el caso de las mujeres y su ciclo menstrual. Según la medicina tradicional china, cada mujer nace con una cantidad limitada de esencia, que se va consumiendo a lo largo de su vida. Si esta esencia se agota prematuramente debido a un estilo de vida poco saludable o a factores externos como el estrés crónico, puede haber desequilibrios hormonales y problemas relacionados con la fertilidad.

En resumen, la esencia es uno de los tres tesoros fundamentales en la filosofía taoísta y juega un papel crucial en nuestra salud y bienestar. Preservar y fortalecer esta energía vital nos permite disfrutar de una vida larga y plena. Para lograrlo, es importante llevar un estilo de vida equilibrado, cuidar nuestra alimentación y recurrir a prácticas como el Qi Gong para cultivar nuestra esencia.

3.2 Energía

La energía, también conocida como Qi o Chi en la medicina tradicional china, es otro de los tres tesoros fundamentales en el camino del Tao. Se considera como la fuerza vital que fluye por todo nuestro cuerpo y que nos mantiene vivos y en equilibrio. La energía está presente en todas las cosas del universo y se manifiesta de diferentes formas: desde el movimiento del viento hasta el latido del corazón.

En la medicina tradicional china, se cree que cuando la energía fluye libremente por nuestros meridianos (canales energéticos), gozamos de buena salud física y emocional. Por el contrario, cuando hay bloqueos o desequilibrios en el flujo de energía, pueden aparecer enfermedades y malestares.

Existen diferentes formas de fortalecer y equilibrar nuestra energía. Una de ellas es a través de la alimentación. Según la medicina tradicional china, cada alimento tiene una naturaleza energética específica que puede afectar nuestro equilibrio interno. Por ejemplo, los alimentos calientes como el jengibre o la canela pueden aumentar nuestra energía yang, mientras que los alimentos fríos como las ensaladas pueden enfriar nuestro cuerpo y disminuir el exceso de calor.

Además de la alimentación, existen prácticas como el Qi Gong y el Tai Chi que nos ayudan a cultivar y equilibrar nuestra energía. Estas disciplinas combinan movimientos suaves con técnicas de respiración profunda para promover la circulación del Qi por todo nuestro cuerpo. Al practicar regularmente estas actividades, podemos fortalecer nuestro sistema energético y mejorar nuestra salud en general.

El Camino del TAO: Secretos de la Filosofía China para una vida plena y feliz
Filosofía sabiduría y prácticas para alcanzar el equilibrio del cuerpo la mente y el espíritu

Un ejemplo concreto de cómo la energía puede influir en nuestra vida diaria se encuentra en el caso del estrés. Cuando estamos estresados, nuestras reservas de energía se agotan rápidamente y podemos experimentar síntomas como fatiga, irritabilidad o dificultad para concentrarnos. Por otro lado, si aprendemos a gestionar adecuadamente nuestro estrés y a recargar nuestra energía a través de prácticas como la meditación o el Qi Gong, podemos mantenernos más equilibrados y resilientes frente a las adversidades.

En resumen, la energía es uno de los tres tesoros fundamentales en la filosofía taoísta y juega un papel crucial en nuestra salud y bienestar. Fortalecer y equilibrar nuestra energía nos permite disfrutar de una vida plena y en armonía. Para lograrlo, es importante cuidar nuestra alimentación, practicar actividades que promuevan la circulación del Qi y aprender a gestionar adecuadamente nuestro estrés.

3.3 Espíritu

El espíritu es el tercer tesoro fundamental en la filosofía taoísta y se refiere a la dimensión más sutil y trascendental de nuestro ser. A diferencia de la esencia y la energía, que están relacionadas con aspectos más físicos y energéticos, el espíritu se vincula con nuestra conciencia, nuestras emociones y nuestra conexión con algo más grande que nosotros mismos.

El Camino del TAO: Secretos de la Filosofía China para una vida plena y feliz
Filosofía sabiduría y prácticas para alcanzar el equilibrio del cuerpo la mente y el espíritu

En el taoísmo, se considera que cultivar el espíritu es fundamental para alcanzar un estado de armonía interna y plenitud. Esto implica desarrollar cualidades como la compasión, la sabiduría y la gratitud, así como cultivar una actitud de apertura hacia lo desconocido.

Una forma de cultivar el espíritu es a través de prácticas meditativas. La meditación nos permite aquietar la mente y conectar con nuestro ser interior más profundo. Al hacerlo, podemos experimentar una sensación de paz interior, claridad mental y conexión con algo más grande que nosotros mismos.

Además de la meditación, existen otras prácticas como los rituales o las rutinas diarias que nos ayudan a nutrir nuestro espíritu. Estas pueden incluir desde pequeños gestos como encender una vela o dedicar unos minutos al silencio, hasta actividades más elaboradas como participar en ceremonias o rituales tradicionales.

Un ejemplo concreto de cómo el espíritu puede influir en nuestra vida diaria se encuentra en el caso de las relaciones interpersonales. Cuando cultivamos nuestro espíritu y desarrollamos cualidades como la compasión y la empatía, somos capaces de establecer conexiones más profundas y significativas con los demás. Esto nos permite construir relaciones más saludables y satisfactorias, basadas en el respeto mutuo y la colaboración.

En resumen, el espíritu es uno de los tres tesoros fundamentales en la filosofía taoísta y juega un papel crucial en nuestra búsqueda de plenitud y armonía. Cultivar nuestro espíritu implica desarrollar cualidades como la compasión, la sabiduría y la gratitud, así como conectar con algo más grande que nosotros mismos. Para lograrlo, podemos recurrir a prácticas meditativas, rituales o rutinas diarias que nos ayuden a nutrir nuestro espíritu y fortalecer nuestra conexión interna.

Escrito por Mervy Farfán

El Camino del TAO: Secretos de la Filosofía China para una vida plena y feliz

Filosofía sabiduría y prácticas para alcanzar el equilibrio del cuerpo la mente y el espíritu

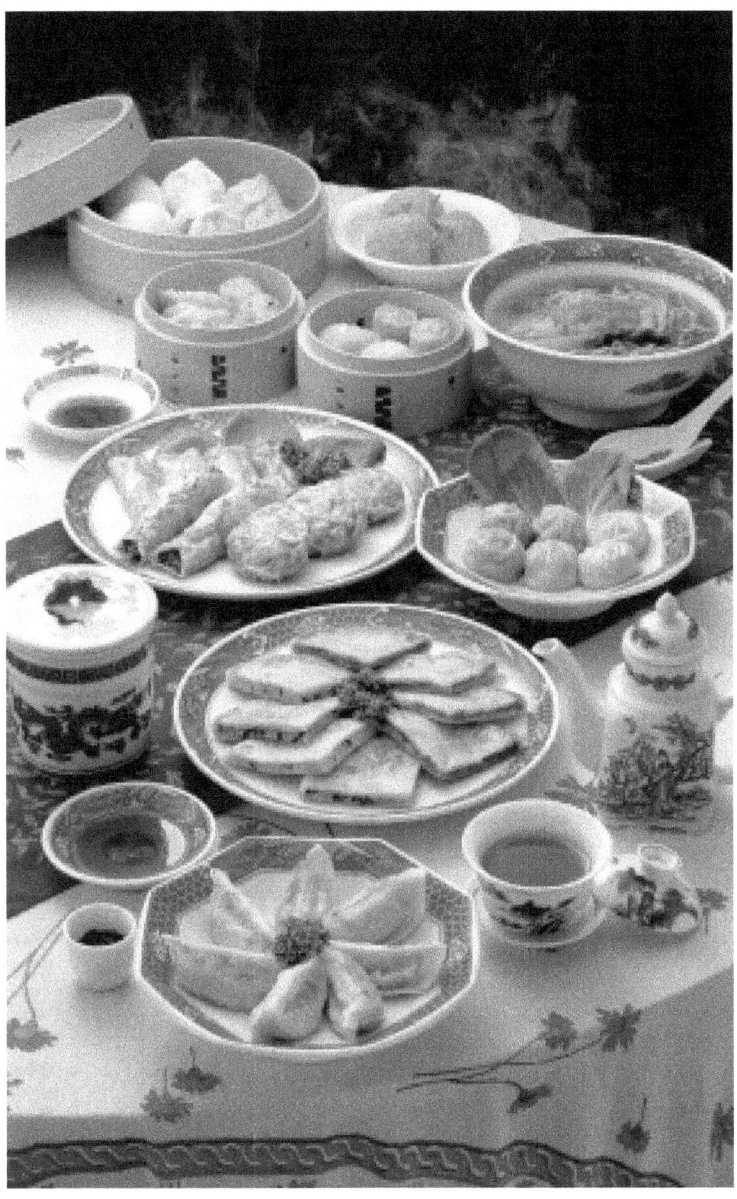

Escrito por Mervy Farfán

Capítulo 4: Alimentación, dieta y nutrición

4.1 Alimentos: naturaleza y propiedades energéticas

La alimentación es un aspecto fundamental para mantener una vida saludable y en armonía con los principios de la medicina tradicional china. Según esta filosofía, los alimentos no solo nos proporcionan nutrientes, sino que también tienen una naturaleza energética que puede influir en nuestro equilibrio interno.

En la medicina china, se clasifican los alimentos según su naturaleza energética en fríos, frescos, neutros, tibios o calientes. Estas propiedades energéticas pueden afectar a nuestro cuerpo de diferentes maneras. Por ejemplo, los alimentos calientes como el jengibre o la canela pueden ayudar a estimular la circulación sanguínea y mejorar la digestión, mientras que los alimentos fríos como las ensaladas o las frutas cítricas pueden refrescar el cuerpo y eliminar el calor interno.

Además de su naturaleza energética, cada alimento tiene propiedades específicas que pueden beneficiar nuestra salud. Por ejemplo, algunos alimentos son considerados tonificantes y fortalecen ciertos órganos o sistemas del cuerpo. Otros alimentos tienen propiedades desintoxicantes y ayudan a eliminar toxinas acumuladas en nuestro organismo.

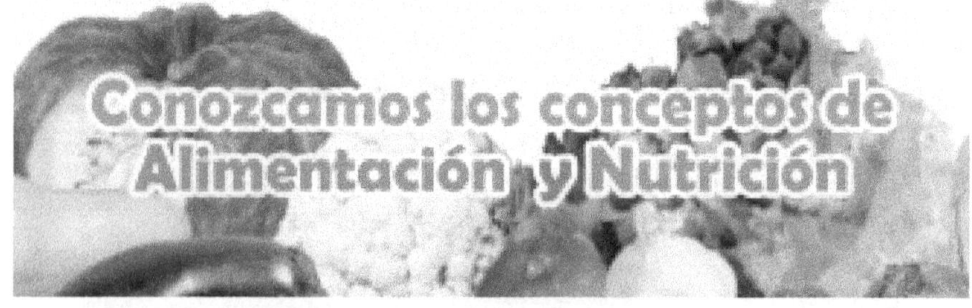

Escrito por Mervy Farfán

Es importante tener en cuenta estas propiedades energéticas y beneficiosas al planificar nuestra dieta diaria. Podemos combinar diferentes tipos de alimentos para equilibrar nuestras necesidades individuales. Por ejemplo, si tenemos una constitución fría o debilidad en el sistema digestivo, podemos incluir más alimentos tibios o calientes para fortalecerlo.

4.2 Técnicas de cocina para potenciar la energía

La cocina terapéutica es una de las joyas de la tradición culinaria china. Esta técnica se basa en el uso de ingredientes y métodos de cocción específicos para potenciar la energía de los alimentos y mejorar su digestibilidad.

Una de las técnicas más utilizadas en la cocina terapéutica china es el salteado rápido. Este método consiste en cocinar los alimentos a fuego alto durante un corto período de tiempo, lo que ayuda a preservar sus propiedades nutricionales y energéticas. Además, se utiliza una mínima cantidad de aceite para evitar que los alimentos se vuelvan grasosos.

Otra técnica común es el vapor. Al cocinar los alimentos al vapor, se conservan mejor sus nutrientes y propiedades energéticas. Además, esta técnica permite resaltar el sabor natural de los ingredientes sin necesidad de agregar grasas o condimentos adicionales.

También se utilizan técnicas como el hervido suave o el estofado lento, que permiten extraer los nutrientes y sabores de los alimentos sin perder sus propiedades beneficiosas.

Es importante destacar que la forma en que preparamos nuestros alimentos puede afectar su naturaleza energética. Por ejemplo, si cocinamos demasiado un alimento, podemos alterar su naturaleza fría o caliente original. Por eso es importante conocer las propiedades energéticas de cada ingrediente y adaptar nuestras técnicas culinarias en consecuencia.

4.3 Dietas de desintoxicación y longevidad

Las dietas de desintoxicación son populares hoy en día como una forma de eliminar toxinas acumuladas en nuestro cuerpo y promover la salud. En la medicina tradicional china, estas dietas también son consideradas una herramienta importante para mantener la longevidad y el equilibrio interno.

Una de las dietas de desintoxicación más conocidas en la medicina china es la dieta de los cinco elementos. Esta dieta se basa en consumir alimentos que corresponden a cada uno de los cinco elementos: madera, fuego, tierra, metal y agua. Cada elemento tiene propiedades específicas que pueden ayudar a equilibrar diferentes órganos y sistemas del cuerpo.

El Camino del TAO: Secretos de la Filosofía China para una vida plena y feliz
Filosofía sabiduría y prácticas para alcanzar el equilibrio del cuerpo la mente y el espíritu

Otra dieta popular es la dieta depurativa de arroz integral. Esta dieta consiste en consumir principalmente arroz integral durante un período determinado de tiempo. El arroz integral es considerado un alimento neutro y suave que ayuda a eliminar toxinas acumuladas en el cuerpo.

Además de estas dietas específicas, también es importante tener en cuenta otros aspectos como la hidratación adecuada, el consumo moderado de alimentos procesados y el equilibrio entre los diferentes grupos alimenticios.

En resumen, la alimentación, dieta y nutrición juegan un papel fundamental en nuestra salud y bienestar según los principios de la medicina tradicional china. Los alimentos tienen una naturaleza energética y propiedades específicas que pueden influir en nuestro equilibrio interno. Las técnicas culinarias terapéuticas nos permiten potenciar la energía de los alimentos y mejorar su digestibilidad. Por último, las dietas de desintoxicación son una herramienta importante para mantener la longevidad y promover el equilibrio interno. Al adoptar estos principios en nuestra vida diaria, podemos alcanzar una mayor armonía entre nuestro cuerpo, mente y espíritu.

"La cocina terapéutica china: Recetas y técnicas para potenciar la energía" de Liliana Kuegler.

- "Medicina China: Alimentación, dieta y nutrición" de Dr. Jorge Pérez-Calvo Soler. - "La dieta de los cinco elementos en la medicina tradicional china" de Laura Llorente.

MERVY FARFÁN

El Camino del TAO: Secretos de la Filosofía China para una vida plena y feliz

Filosofía sabiduría y prácticas para alcanzar el equilibrio del cuerpo la mente y el espíritu

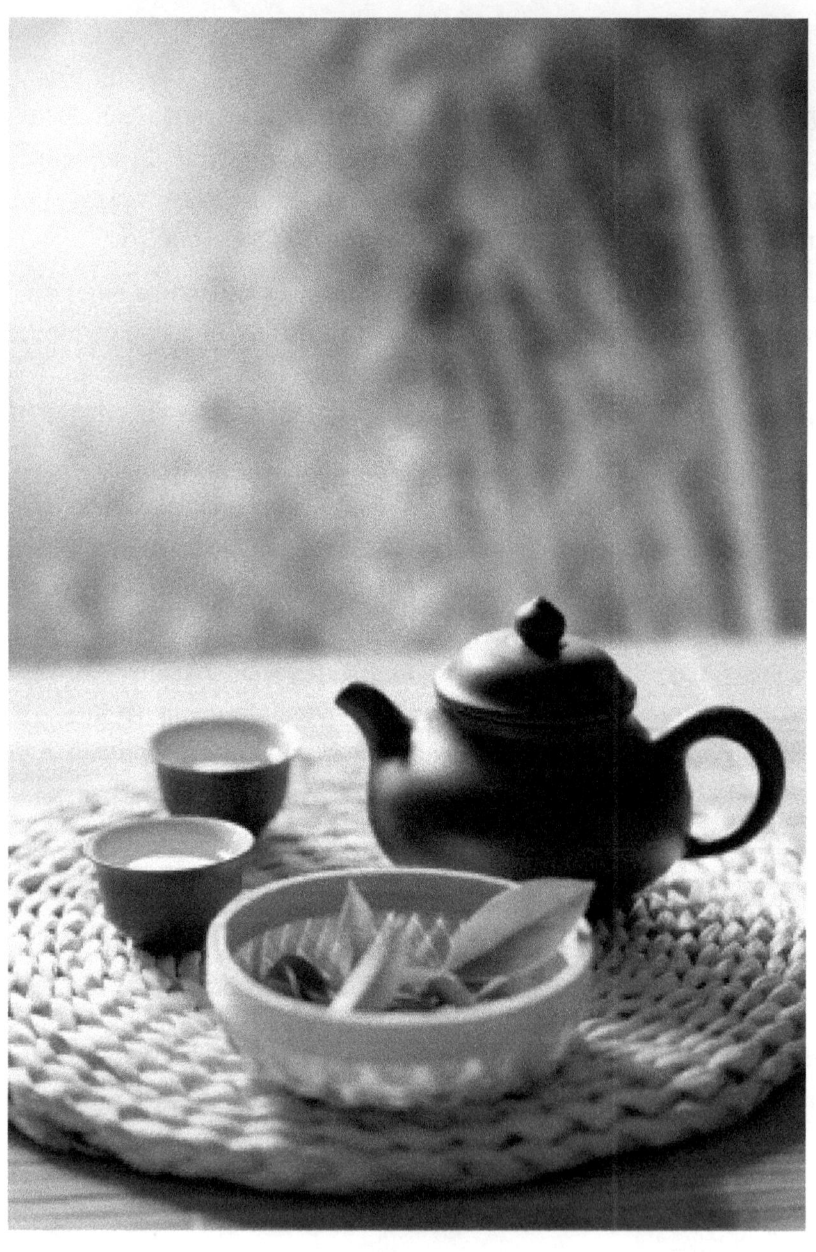

Escrito por Mervy Farfán

El Camino del TAO: Secretos de la Filosofía China para una vida plena y feliz

Filosofía sabiduría y prácticas para alcanzar el equilibrio del cuerpo la mente y el espíritu

Capítulo 5: El camino del té

5.1 Orígenes, tipos y preparación ceremonial del té

El té es una bebida milenaria que tiene sus orígenes en China, donde se cultivan las hojas de la planta Camellia sinensis. A lo largo de los siglos, el té se ha convertido en una parte integral de la cultura china y ha adquirido un significado más allá de su función como una simple bebida.

Existen diferentes tipos de té, cada uno con características únicas que los distinguen. Algunos de los tipos más populares son el té verde, el té negro, el té oolong y el té blanco. Cada tipo de té se produce a partir de diferentes procesos de oxidación y fermentación de las hojas de la planta del té.

La preparación ceremonial del té es una práctica tradicional en China que implica un proceso meticuloso y cuidadoso para obtener la mejor calidad y sabor del té. Esta ceremonia es considerada un arte en sí misma y requiere habilidad y conocimiento para llevarla a cabo correctamente.

Durante la preparación ceremonial del té, se utilizan utensilios especiales como teteras de arcilla o porcelana, tazas pequeñas y filtros para asegurar que el sabor del té sea óptimo. Además, se presta especial atención a la temperatura del agua utilizada para infusionar las hojas de té, ya que esto puede afectar significativamente el sabor final.

La ceremonia del té no solo se trata de preparar una bebida, sino también de crear un ambiente tranquilo y relajado donde los participantes puedan disfrutar plenamente del aroma y sabor del té. Es común que durante la ceremonia se realicen gestos simbólicos, como ofrecer el té con ambas manos o inclinarse ligeramente al recibirlo, como muestra de respeto hacia el anfitrión.

La preparación ceremonial del té no solo es una forma de disfrutar de esta bebida, sino también una oportunidad para conectarse con la naturaleza y cultivar la mente y el espíritu. A través de esta práctica, se busca alcanzar un estado de calma y equilibrio interior, en armonía con los principios del taoísmo.

5.2 Propiedades y beneficios medicinales en la salud

El té ha sido valorado durante siglos en China por sus propiedades medicinales y beneficios para la salud. Cada tipo de té tiene diferentes propiedades terapéuticas debido a su composición química única.

El té verde es conocido por ser rico en antioxidantes que ayudan a combatir los radicales libres y proteger las células del daño oxidativo. También se cree que el té verde puede ayudar a mejorar la función cerebral , aumentar el metabolismo y promover la pérdida de peso.

El té negro contiene compuestos llamados polifenoles que pueden tener efectos positivos en la salud cardiovascular. Se ha demostrado que el consumo regular de té negro reduce el riesgo de enfermedades cardíacas y accidentes cerebrovasculares.

El té oolong combina las propiedades del té verde y el té negro. Contiene antioxidantes que ayudan a fortalecer el sistema inmunológico y mejorar la digestión. Además, se cree que el té oolong puede ayudar a controlar los niveles de azúcar en sangre y reducir el riesgo de desarrollar diabetes tipo 2.

El té blanco es considerado el té más delicado y suave. Contiene altos niveles de antioxidantes y se cree que tiene propiedades antiinflamatorias y antimicrobianas. Además, el té blanco puede ayudar a mejorar la salud de la piel y promover una apariencia juvenil.

Además de sus propiedades específicas, el consumo regular de té en general se ha asociado con una serie de beneficios para la salud. Se ha demostrado que el té ayuda a fortalecer el sistema inmunológico, reducir el riesgo de enfermedades crónicas como el cáncer y las enfermedades cardíacas, mejorar la salud digestiva y promover la relajación y reducción del estrés.

Es importante tener en cuenta que los beneficios medicinales del té pueden variar dependiendo de la calidad del té, su preparación y la cantidad consumida. Para obtener los máximos beneficios para la salud, es recomendable elegir tés de alta calidad y seguir las pautas adecuadas de preparación.

El Camino del TAO: Secretos de la Filosofía China para una vida plena y feliz
Filosofía sabiduría y prácticas para alcanzar el equilibrio del cuerpo la mente y el espíritu

5.3 El té en la cultura y filosofía china

El té ocupa un lugar central en la cultura china desde hace siglos. No solo es una bebida popular en todo el país, sino que también está profundamente arraigada en las tradiciones y rituales chinos.

En China, el acto de beber té no solo se trata de satisfacer la sed o disfrutar del sabor, sino también de compartir momentos especiales con amigos o familiares. El acto de beber té se considera una forma de mostrar respeto hacia los demás y fortalecer los vínculos sociales.

El té también desempeña un papel importante en las prácticas religiosas y espirituales chinas. En el taoísmo, por ejemplo, se cree que el té puede ayudar a equilibrar la energía del cuerpo y promover la armonía interior. Además, el té se utiliza en ceremonias religiosas y rituales de purificación.

La filosofía china también ha influido en la forma en que se aprecia y consume el té. El taoísmo, con su énfasis en vivir en armonía con la naturaleza y cultivar la mente y el espíritu, ha dado lugar a una apreciación más profunda del té como una conexión con la naturaleza y una herramienta para alcanzar un estado de equilibrio interior.

El té también ha sido objeto de poesía y arte chinos a lo largo de los siglos. Los poetas chinos han utilizado el té como tema para expresar emociones y reflexiones sobre la vida y la naturaleza. Además, los artistas chinos han creado hermosas obras de arte inspiradas en el mundo del té, desde pinturas hasta cerámicas decoradas con motivos relacionados con esta bebida.

En resumen, el té tiene un significado profundo en la cultura china. No solo es una bebida popular, sino también una parte integral de las tradiciones y rituales chinos. Además, el té está estrechamente vinculado a la filosofía taoísta y se considera una herramienta para alcanzar un estado de equilibrio interior. A través de su preparación ceremonial, sus propiedades medicinales y su papel en la cultura china, el té sigue siendo una fuente inagotable de sabiduría ancestral al alcance del lector contemporáneo.

"El libro del té" de Kakuzo Okakura: Este libro explora la historia, la filosofía y los rituales asociados con el té en la cultura china y japonesa.

"La ceremonia del té" de Sen Soshitsu XV: Este libro detalla los aspectos prácticos y espirituales de la preparación ceremonial del té en Japón.

"El arte del té chino" de John Blofeld: Este libro examina la historia, los tipos de té y las tradiciones relacionadas con el té en China.

"Té verde: propiedades, beneficios y recetas" de Victoria Bisogno: Este libro ofrece información sobre las propiedades medicinales del té verde y proporciona recetas para aprovechar al máximo sus beneficios para la salud.

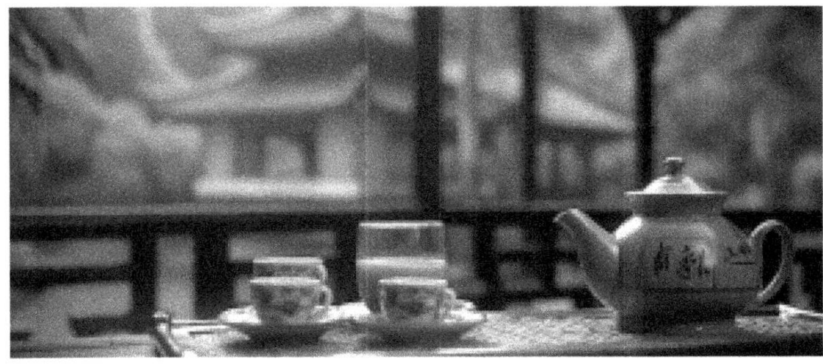

MERVY FARFÁN

El Camino del TAO: Secretos de la Filosofía China para una vida plena y feliz

Filosofía sabiduría y prácticas para alcanzar el equilibrio del cuerpo la mente y el espíritu

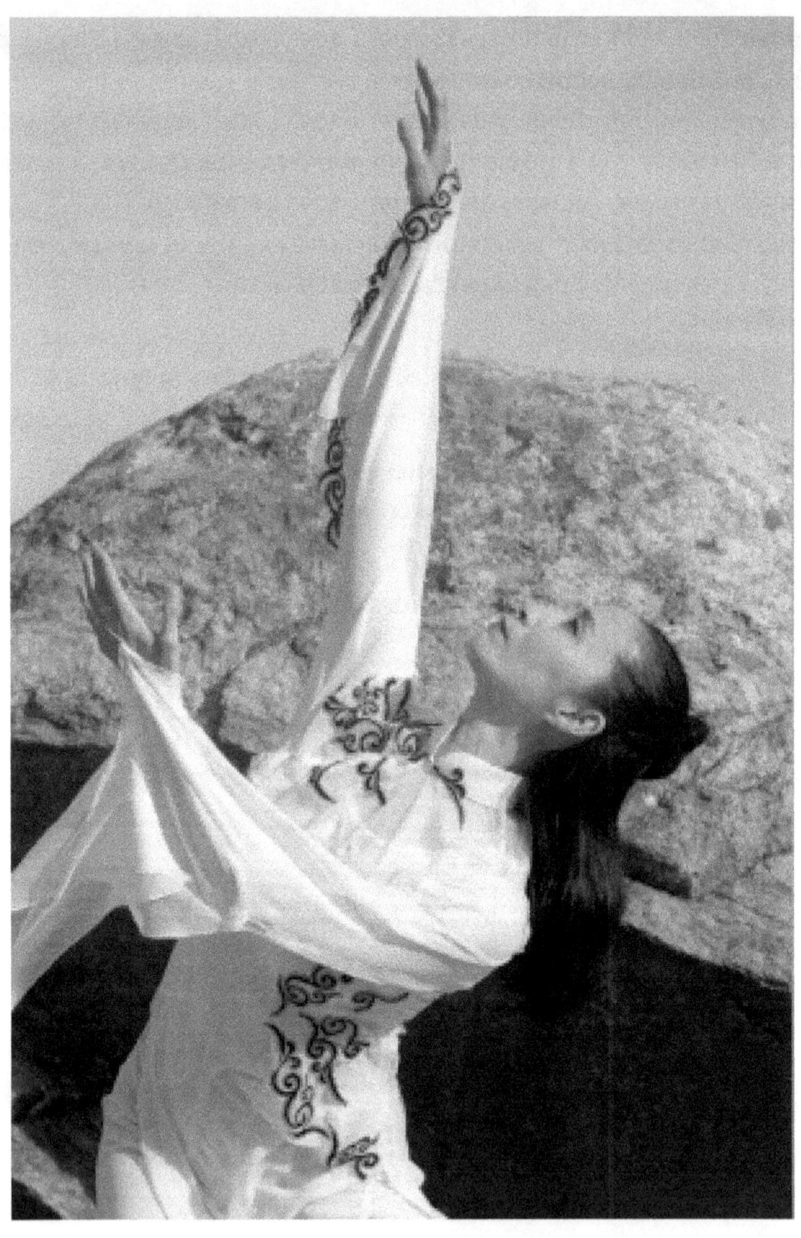

Escrito por Mervy Farfán

Capítulo 6: Qi Gong: ejercicios medicinales de movimiento interno

6.1 Fundamentos, historia y estilos principales

El Qi Gong es una práctica milenaria de la medicina tradicional china que se basa en el movimiento interno para promover la salud y el bienestar. En este apartado, exploraremos los fundamentos, la historia y los estilos principales del Qi Gong.

Los fundamentos del Qi Gong se encuentran en la filosofía taoísta, que busca alcanzar el equilibrio entre el cuerpo, la mente y el espíritu. El taoísmo considera que todo en el universo está compuesto por energía o Qi, y que esta energía fluye a través de canales llamados meridianos. El objetivo del Qi Gong es armonizar y fortalecer esta energía vital para mantener una buena salud.

La historia del Qi Gong se remonta a miles de años atrás en China. Se cree que sus orígenes se encuentran en las prácticas chamánicas y taoístas de cultivo de la energía interna. A lo largo de los siglos, diferentes maestros han desarrollado distintos estilos de Qi Gong, cada uno con sus propias características y enfoques terapéuticos.

Entre los estilos principales del Qi Gong se encuentran el Tai Chi Chuan, el Ba Duan Jin, el Wu Qin Xi y el Liu Zi Jue. Cada estilo tiene su propia secuencia de movimientos y posturas específicas que buscan estimular diferentes órganos y sistemas del cuerpo. Por ejemplo, el Tai Chi Chuan combina movimientos lentos y fluidos con técnicas de respiración profunda para promover la relajación mental y física. El Ba Duan Jin se enfoca en fortalecer los músculos y tendones, mientras que el Wu Qin Xi imita los movimientos de cinco animales para mejorar la flexibilidad y la coordinación.

Cada estilo de Qi Gong tiene sus propias características y beneficios. Algunos se centran en fortalecer el cuerpo, otros en equilibrar las emociones y otros en cultivar la energía espiritual. Al elegir un estilo de Qi Gong, es importante tener en cuenta nuestras necesidades individuales y objetivos de salud.

6.2 Práctica terapéutica: posturas y secuencias curativas

La práctica terapéutica del Qi Gong se basa en una serie de posturas y secuencias curativas que buscan estimular el flujo de energía vital a través del cuerpo para promover la salud y tratar enfermedades. En esta sección, exploraremos algunas de estas posturas y secuencias curativas.

Una de las posturas más comunes del Qi Gong es la "postura del árbol". En esta posición, nos mantenemos de pie con los pies separados a la anchura de los hombros, las rodillas ligeramente flexionadas y los brazos relajados a los lados del cuerpo. Esta postura ayuda a fortalecer las piernas, mejorar la postura y aumentar la concentración mental.

Otra postura popular es la "postura del abrazo del árbol". En esta posición, nos mantenemos de pie con los pies separados a la anchura de los hombros, las rodillas ligeramente flexionadas y los brazos extendidos hacia adelante como si estuviéramos abrazando un árbol imaginario. Esta postura ayuda a relajar el cuerpo, calmar la mente y fortalecer el sistema inmunológico.

Además de las posturas, existen secuencias curativas en el Qi Gong que combinan diferentes movimientos y técnicas de respiración para tratar enfermedades específicas. Por ejemplo, la secuencia "Seis Sonidos Curativos" o Liu Zi Jue se utiliza para fortalecer los órganos internos y equilibrar las emociones. Cada sonido se asocia con un órgano específico y se emite mientras realizamos ciertos movimientos y respiraciones.

Otra secuencia curativa es el "Ba Duan Jin" o "Los Ocho Brocados de Seda". Esta secuencia consta de ocho movimientos que se enfocan en estirar y fortalecer los músculos y tendones, mejorar la circulación sanguínea y promover la relajación mental. Cada movimiento se realiza lentamente y se combina con una respiración profunda.

Es importante destacar que la práctica terapéutica del Qi Gong debe ser guiada por un instructor experimentado para evitar lesiones y maximizar los beneficios. Cada persona tiene necesidades individuales y condiciones de salud únicas, por lo que es importante adaptar las posturas y secuencias según nuestras propias capacidades.

En resumen, el Qi Gong es una práctica terapéutica basada en el movimiento interno que busca armonizar la energía vital del cuerpo para promover la salud y tratar enfermedades. Los fundamentos del Qi Gong se encuentran en la filosofía taoísta, mientras que su historia está arraigada en las antiguas tradiciones chinas. Existen diferentes estilos de Qi Gong, cada uno con sus propias características y beneficios. La práctica terapéutica del Qi Gong se basa en posturas y secuencias curativas que estimulan el flujo de energía vital a través del cuerpo. Es importante practicar el Qi Gong bajo la guía de un instructor experimentado para obtener los máximos beneficios y evitar lesiones.

El Camino del TAO: Secretos de la Filosofía China para una vida plena y feliz

Filosofía sabiduría y prácticas para alcanzar el equilibrio del cuerpo la mente y el espíritu

Para obtener más información sobre el Qi Gong, se recomienda leer los siguientes libros: "Qi Gong: La medicina energética china para la salud y la longevidad" de Kenneth S. Cohen, "El libro del Qi Gong" de Ke Wen y "Qi Gong: El arte de cultivar la energía vital" de Jwing-Ming Yang. Estos libros proporcionan una visión más profunda de los fundamentos, la historia y las prácticas terapéuticas del Qi Gong.

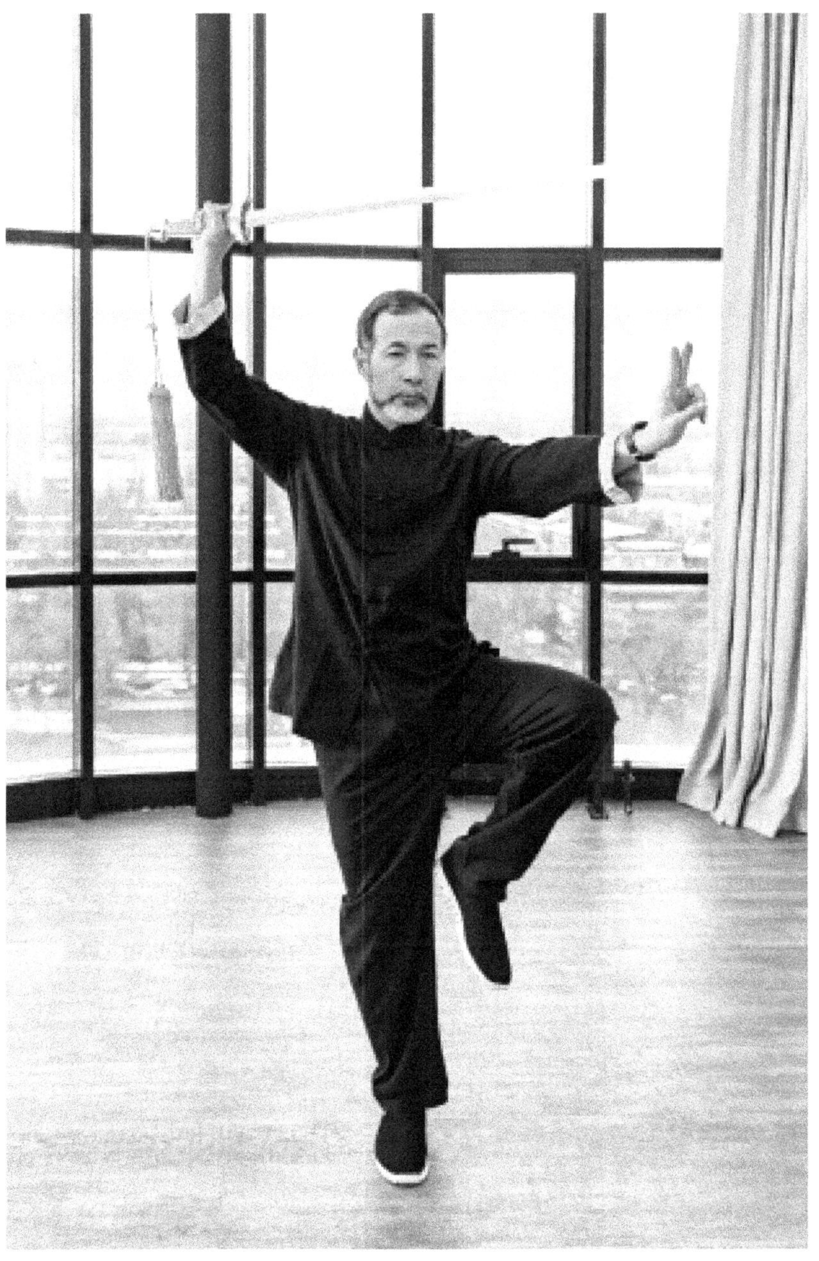

Escrito por Mervy Farfán

Capítulo 7: El Tao de la longevidad y el rejuvenecimiento

7.1 Principios y técnicas daoístas para alcanzar larga vida

El Tao de la longevidad y el rejuvenecimiento ofrece una visión profunda de los principios y técnicas daoístas que han permitido a los maestros taoístas, monjes y doctores de la medicina tradicional china gozar de una longevidad extraordinaria y una calidad de vida envidiable incluso en edades muy avanzadas.

El taoísmo es una antigua filosofía china que busca el equilibrio entre el cuerpo, la mente y el espíritu. Según esta tradición, la longevidad se logra al vivir en armonía con los principios del Tao, que es el camino o la fuerza universal que rige todo en el universo. Los principios daoístas para alcanzar larga vida se basan en cultivar la energía vital interna, conocida como Qi, y mantener un equilibrio entre el Yin y el Yang.

Una de las técnicas más importantes para alcanzar larga vida según los daoístas es la práctica del Qi Gong. El Qi Gong es un conjunto de ejercicios físicos suaves combinados con técnicas de respiración y meditación que ayudan a fortalecer el Qi interno y promover la circulación energética en el cuerpo. Estos ejercicios están diseñados para estimular los meridianos energéticos del cuerpo, desbloquear cualquier obstrucción en ellos y promover un flujo armonioso de energía vital.

El Camino del TAO: Secretos de la Filosofía China para una vida plena y feliz

Filosofía sabiduría y prácticas para alcanzar el equilibrio del cuerpo la mente y el espíritu

Escrito por Mervy Farfán

Otra técnica importante es la alimentación adecuada. Según los principios daoístas, una dieta equilibrada es fundamental para mantener una buena salud y promover la longevidad. Los alimentos deben ser frescos, naturales y de temporada. Además, se debe prestar atención a las propiedades energéticas de los alimentos, ya que algunos son más Yin y otros más Yang. El equilibrio entre estos dos aspectos es esencial para mantener la salud y prolongar la vida.

Además de la alimentación adecuada y la práctica del Qi Gong, los daoístas también enfatizan la importancia de mantener una actitud mental positiva y cultivar el espíritu. La meditación juega un papel fundamental en este proceso. A través de la meditación, se busca calmar la mente, liberarse del estrés y conectar con el espíritu interior. Esto ayuda a fortalecer el espíritu y promover un estado de armonía interna.

En resumen, los principios daoístas para alcanzar larga vida se basan en cultivar el Qi interno a través de la práctica del Qi Gong, seguir una alimentación equilibrada y saludable, mantener una actitud mental positiva y cultivar el espíritu a través de la meditación. Estas técnicas no solo promueven una buena salud física, sino que también ayudan a alcanzar un estado de armonía interna que contribuye a una vida plena y longeva.

7.2 Cómo desarrollar el espíritu y la esencia a través de la meditación

La meditación es una práctica milenaria que ha sido utilizada por diferentes tradiciones espirituales como una herramienta para desarrollar el espíritu y conectarse con lo divino. En el contexto del Taoísmo, la meditación desempeña un papel fundamental en el desarrollo del espíritu y la esencia.

El espíritu, según los principios daoístas, es la parte más elevada del ser humano. Es la chispa divina que nos conecta con el universo y nos permite experimentar una profunda sensación de unidad y trascendencia. El desarrollo del espíritu implica cultivar cualidades como la compasión, la sabiduría y el amor incondicional.

La meditación es una herramienta poderosa para desarrollar el espíritu. A través de la práctica regular de la meditación, se puede calmar la mente y abrir un espacio interno para conectar con el espíritu interior. Durante la meditación, se pueden experimentar estados de profunda paz y claridad mental, lo que facilita el desarrollo del espíritu.

Además del desarrollo del espíritu, la meditación también juega un papel importante en el cultivo de la esencia. La esencia, según los principios daoístas, es la energía vital más profunda que reside en nuestro cuerpo. Es considerada como nuestra reserva de energía vital y está relacionada con nuestra salud física y emocional.

El Camino del TAO: Secretos de la Filosofía China para una vida plena y feliz

Filosofía sabiduría y prácticas para alcanzar el equilibrio del cuerpo la mente y el espíritu

A través de la meditación, se puede fortalecer y preservar esta esencia vital. Durante la meditación, se promueve un estado de relajación profunda que ayuda a restaurar y equilibrar el flujo energético en el cuerpo. Esto contribuye a fortalecer la esencia vital y promover una buena salud en general.

Existen diferentes técnicas de meditación dentro del taoísmo que se utilizan para desarrollar el espíritu y cultivar la esencia. Algunas de estas técnicas incluyen la meditación sentada, en la que se busca calmar la mente y concentrarse en la respiración, y la meditación en movimiento, como el Tai Chi, que combina movimientos suaves con una atención plena.

En conclusión, la meditación es una práctica fundamental dentro del taoísmo para desarrollar el espíritu y cultivar la esencia. A través de esta práctica, se puede experimentar una profunda conexión con lo divino y fortalecer nuestra energía vital interna. La meditación nos ayuda a encontrar un estado de paz interior y armonía que contribuye a una vida plena y significativa.

"El Tao de la longevidad y el rejuvenecimiento" de Mantak Chia y William U. Wei

"Qi Gong: La gimnasia de la eterna juventud" de Jwing-Ming Yang

"La meditación taoísta: El camino para cultivar el espíritu y la esencia" de Thomas Cleary

MERVY FARFÁN

El Camino del TAO: Secretos de la Filosofía China para una vida plena y feliz

Filosofía sabiduría y prácticas para alcanzar el equilibrio del cuerpo la mente y el espíritu

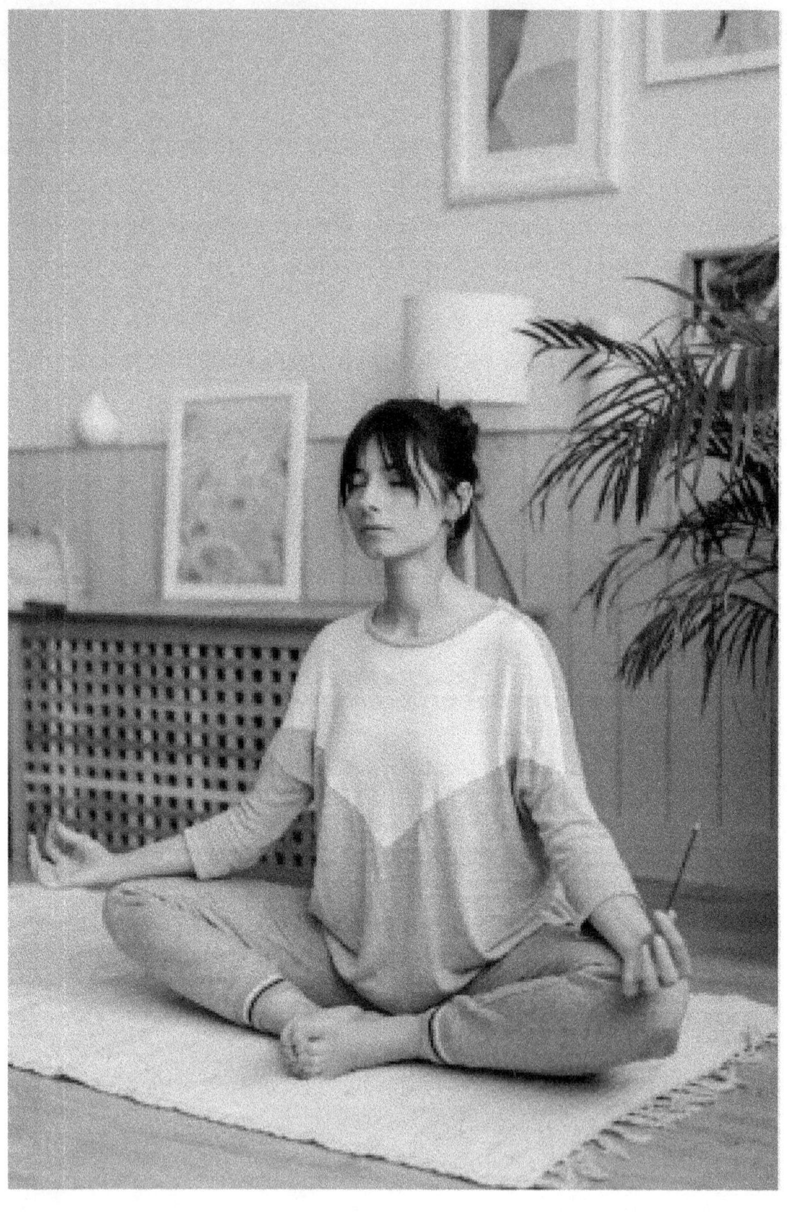

El Camino del TAO: Secretos de la Filosofía China para una vida plena y feliz

Filosofía sabiduría y prácticas para alcanzar el equilibrio del cuerpo la mente y el espíritu

Escrito por Mervy Farfán

El Camino del TAO: Secretos de la Filosofía China para una vida plena y feliz
Filosofía sabiduría y prácticas para alcanzar el equilibrio del cuerpo la mente y el espíritu

Capítulo 8: El poder de la meditación

8.1 Beneficios de la meditación para la salud mental y emocional

La meditación es una práctica milenaria que ha sido utilizada en diferentes culturas y tradiciones para promover la calma, el equilibrio y la paz interior. A lo largo de los años, se ha demostrado que la meditación tiene numerosos beneficios para la salud mental y emocional.

Uno de los principales beneficios de la meditación es su capacidad para reducir el estrés y la ansiedad. En nuestra sociedad actual, estamos constantemente expuestos a situaciones estresantes que pueden afectar negativamente nuestra salud mental. La meditación nos permite desconectar del mundo exterior y centrarnos en el presente, lo que nos ayuda a reducir los niveles de estrés y ansiedad.

Además, la meditación también puede mejorar nuestra capacidad para manejar las emociones negativas. Durante la práctica de la meditación, aprendemos a observar nuestras emociones sin juzgarlas ni reaccionar ante ellas. Esto nos permite desarrollar una mayor conciencia emocional y aprender a gestionar nuestras emociones de manera más efectiva.

Otro beneficio importante de la meditación es su capacidad para mejorar nuestra concentración y atención. En un mundo lleno de distracciones constantes, muchas veces nos resulta difícil mantenemos enfocados en una tarea o actividad específica. La meditación nos enseña a entrenar nuestra mente para estar presente en el momento actual, lo que mejora nuestra capacidad para concentramos en nuestras tareas diarias.

Además, diversos estudios han demostrado que la meditación puede tener efectos positivos en personas que sufren de depresión. La práctica regular de la meditación puede ayudar a reducir los síntomas de la depresión y mejorar el estado de ánimo general. Esto se debe en parte a que la meditación promueve la liberación de endorfinas, neurotransmisores responsables de generar sensaciones de bienestar y felicidad.

Por último, la meditación también puede tener beneficios para nuestra salud física. Se ha demostrado que la práctica regular de la meditación puede ayudar a reducir la presión arterial, fortalecer el sistema inmunológico y mejorar la calidad del sueño. Estos beneficios físicos se deben en parte al hecho de que la meditación reduce los niveles de estrés, que es una causa común de muchas enfermedades.

En resumen, la meditación tiene numerosos beneficios para nuestra salud mental y emocional. Desde reducir el estrés y la ansiedad hasta mejorar nuestra concentración y atención, esta práctica milenaria nos ofrece herramientas poderosas para cuidar nuestro bienestar integral.

8.2 Técnicas de meditación taoísta para alcanzar la armonía interior

El taoísmo es una antigua tradición filosófica china que busca alcanzar el equilibrio y la armonía con el universo a través del cultivo del cuerpo, la mente y el espíritu. Dentro del taoísmo, existen diversas técnicas de meditación que nos ayudan a cultivar esta armonía interior.

Una técnica fundamental dentro del taoísmo es la meditación sentada. En esta práctica, nos sentamos en una posición cómoda con las piernas cruzadas y cerramos los ojos. Nos enfocamos en nuestra respiración, observando cómo el aire entra y sale de nuestro cuerpo. A medida que practicamos la meditación sentada, aprendemos a calmar nuestra mente y a estar presentes en el momento actual.

Otra técnica importante dentro del taoísmo es la meditación en movimiento. Esta práctica combina movimientos suaves y fluidos con una respiración consciente. Un ejemplo de meditación en movimiento es el Tai Chi, una disciplina que combina movimientos lentos y precisos con una respiración profunda. El Tai Chi nos ayuda a cultivar la armonía entre el cuerpo y la mente, promoviendo la relajación y el equilibrio interior.

Además, dentro del taoísmo también se utilizan técnicas de visualización durante la meditación. En esta práctica, nos imaginamos imágenes o escenas que nos transmiten sensaciones de paz y serenidad. Por ejemplo, podemos visualizamos caminando por un bosque tranquilo o flotando en un mar calmado. La visualización nos ayuda a relajar nuestra mente y a conectar con nuestro mundo interior.

Por último, otra técnica utilizada en el taoísmo es la meditación con mantras o palabras sagradas. Durante esta práctica, repetimos una palabra o frase significativa para nosotros en silencio o en voz alta. El mantra nos ayuda a enfocar nuestra mente y a liberarnos de pensamientos negativos o distracciones.

En resumen, las técnicas de meditación taoísta nos ofrecen herramientas poderosas para alcanzar la armonía interior. Ya sea a través de la meditación sentada, la meditación en movimiento, la visualización o los mantras, estas prácticas nos ayudan a calmar nuestra mente, a conectar con nuestro mundo interior y a cultivar la armonía con el universo.

8.3 Prácticas de meditación para cultivar el espíritu y la esencia

Dentro del taoísmo, se considera que el espíritu y la esencia son dos aspectos fundamentales de nuestra naturaleza humana. Cultivar el espíritu y la esencia a través de la meditación es una práctica central en esta tradición filosófica china.

La meditación taoísta nos ofrece diversas prácticas para cultivar el espíritu. Una de ellas es la meditación en silencio, en la cual nos sentamos en un lugar tranquilo y cerramos los ojos. Durante esta práctica, nos enfocamos en nuestra respiración y dejamos que nuestros pensamientos fluyan sin juzgarlos ni aferrarnos a ellos. A medida que practicamos la meditación en silencio, aprendemos a calmar nuestra mente y a conectar con nuestro mundo interior más profundo.

Otra práctica importante para cultivar el espíritu es la meditación con visualización. Durante esta técnica, nos imaginamos imágenes o escenas que representan nuestros deseos más profundos o nuestras metas personales. Por ejemplo, podemos visualizarnos alcanzando un estado de paz interior o logrando nuestros sueños más anhelados. La visualización nos ayuda a fortalecer nuestra conexión con nuestro espíritu y a alinear nuestras acciones con nuestros valores más profundos.

El Camino del TAO: Secretos de la Filosofía China para una vida plena y feliz
Filosofía sabiduría y prácticas para alcanzar el equilibrio del cuerpo la mente y el espíritu

En cuanto al cultivo de la esencia, una práctica fundamental dentro del taoísmo es la meditación del Dan Tian inferior. El Dan Tian inferior es considerado el centro de la energía vital en nuestro cuerpo y se encuentra ubicado en el abdomen. Durante esta meditación, nos enfocamos en este punto y visualizamos cómo la energía fluye hacia él. Esta práctica nos ayuda a fortalecer nuestra esencia y a cultivar una mayor vitalidad y salud.

Además, dentro del taoísmo también se utilizan técnicas de respiración para cultivar la esencia. Una técnica común es la respiración abdominal, en la cual inhalamos profundamente llevando el aire hacia el Dan Tian inferior y exhalamos lentamente liberando cualquier tensión o bloqueo energético. La respiración abdominal nos ayuda a fortalecer nuestra conexión con nuestra esencia y a equilibrar nuestra energía interna.

En resumen, las prácticas de meditación taoísta nos ofrecen herramientas poderosas para cultivar nuestro espíritu y nuestra esencia. Ya sea a través de la meditación en silencio, la meditación con visualización, la meditación del Dan Tian inferior o las técnicas de respiración, estas prácticas nos ayudan a conectar con nuestro mundo interior más profundo y a cultivar una mayor armonía y plenitud en nuestras vidas.

MERVY FARFÁN

El Camino del TAO: Secretos de la Filosofía China para una vida plena y feliz

Filosofía sabiduría y prácticas para alcanzar el equilibrio del cuerpo la mente y el espíritu

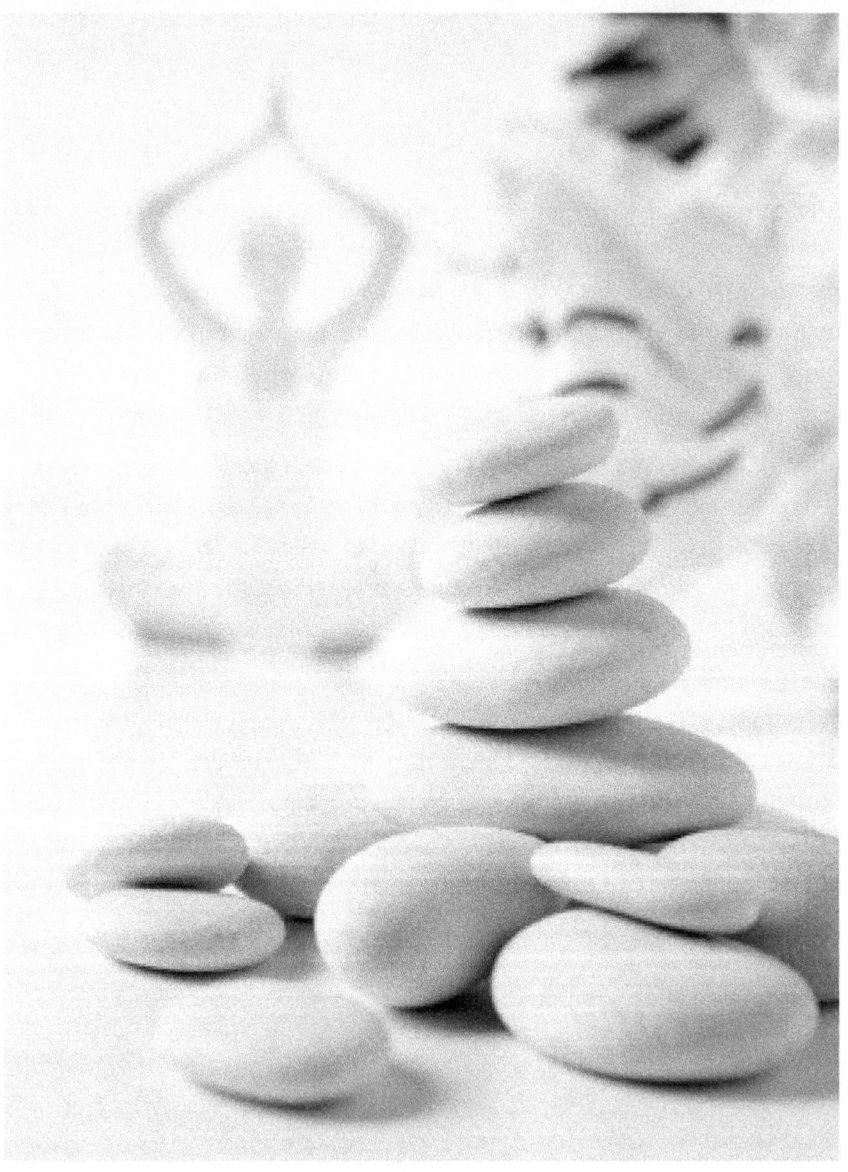

Escrito por Mervy Farfán

El Camino del TAO: Secretos de la Filosofía China para una vida plena y feliz
Filosofía sabiduría y prácticas para alcanzar el equilibrio del cuerpo la mente y el espíritu

Capítulo 9: El arte del Feng Shui

9.1 Principios básicos del Feng Shui y su relación con el equilibrio energético

El Feng Shui es un antiguo sistema chino que busca armonizar la energía de los espacios para promover el bienestar y la prosperidad. Sus principios básicos se basan en la idea de que todo en el universo está interconectado y que la energía, conocida como Qi, fluye a través de todo lo que nos rodea.

Uno de los conceptos fundamentales del Feng Shui es el equilibrio energético. Según esta filosofía, cuando hay un flujo armonioso de Qi en un espacio, las personas que lo habitan experimentan una sensación de calma y bienestar. Por otro lado, si hay bloqueos o desequilibrios en la energía, pueden surgir problemas físicos, emocionales o financieros.

Para lograr el equilibrio energético en un espacio, es importante tener en cuenta varios aspectos. Uno de ellos es la disposición del mobiliario y los objetos decorativos. El Feng Shui sugiere colocar los muebles de manera que permitan un flujo libre de energía y evitar obstrucciones como muebles demasiado grandes o pasillos estrechos.

Otro aspecto a considerar es la elección de colores y materiales. Según el Feng Shui, cada color tiene una vibración energética diferente y puede afectar nuestro estado de ánimo y bienestar. Por ejemplo, los tonos cálidos como el rojo o el naranja se asocian con la vitalidad y la pasión, mientras que los tonos fríos como el azul o el verde se relacionan con la calma y la relajación.

El Camino del TAO: Secretos de la Filosofía China para una vida plena y feliz
Filosofía sabiduría y prácticas para alcanzar el equilibrio del cuerpo la mente y el espíritu

Además, se cree que los materiales naturales como la madera o la piedra tienen una energía más equilibrada que los materiales sintéticos. Por lo tanto, se recomienda utilizar elementos naturales en la decoración de un espacio para promover un flujo armonioso de energía.

Otro principio importante del Feng Shui es el orden y la limpieza. Según esta filosofía, un espacio desordenado o sucio puede bloquear el flujo de energía y generar estancamiento. Por lo tanto, es recomendable mantener los espacios limpios y organizados para permitir que la energía fluya libremente.

En resumen, los principios básicos del Feng Shui se centran en lograr un equilibrio energético en los espacios que habitamos. Esto implica tener en cuenta aspectos como la disposición del mobiliario, la elección de colores y materiales, así como el orden y la limpieza. Al aplicar estos principios, podemos crear ambientes armoniosos que promuevan nuestro bienestar físico, emocional y financiero.

9.2 Aplicación práctica del Feng Shui en el hogar y en el entorno laboral

El Feng Shui no solo se aplica al diseño de interiores, sino que también puede ser utilizado para mejorar el flujo de energía en otros aspectos de nuestra vida, como el hogar y el entorno laboral.

El Camino del TAO: Secretos de la Filosofía China para una vida plena y feliz
Filosofía sabiduría y prácticas para alcanzar el equilibrio del cuerpo la mente y el espíritu

En el hogar, podemos aplicar los principios del Feng Shui para crear un ambiente acogedor y armonioso. Una forma de hacerlo es prestar atención a la entrada principal de nuestra casa. Según el Feng Shui, esta área es conocida como "la boca del Qi" y es por donde entra la energía a nuestro hogar. Para promover un flujo armonioso de energía, es recomendable mantener esta área limpia y ordenada, así como decorarla con elementos que transmitan una sensación de bienvenida, como plantas o cuadros inspiradores.

Otro aspecto importante en el hogar es el dormitorio. Según el Feng Shui, este espacio debe ser un lugar tranquilo y relajante para promover un buen descanso. Se recomienda colocar la cama en una posición que permita ver la puerta sin estar directamente alineada con ella, ya que esto se considera una posición de poder y seguridad. Además, es recomendable evitar tener aparatos electrónicos cerca de la cama, ya que pueden interferir con nuestro sueño.

En el entorno laboral, el Feng Shui puede ayudarnos a crear un ambiente propicio para la productividad y el éxito. Una forma de hacerlo es prestar atención a nuestra área de trabajo. Según esta filosofía, es importante tener una silla cómoda y una buena iluminación para promover la concentración y el bienestar. Además, se recomienda mantener el escritorio limpio y organizado para facilitar el flujo de energía.

El Camino del TAO: Secretos de la Filosofía China para una vida plena y feliz
Filosofía sabiduría y prácticas para alcanzar el equilibrio del cuerpo la mente y el espíritu

Otro aspecto a considerar en el entorno laboral es la ubicación de nuestra oficina o lugar de trabajo. Según el Feng Shui, es recomendable elegir una ubicación que nos brinde apoyo y oportunidades. Por ejemplo, si estamos buscando crecimiento profesional, podemos elegir una oficina cerca de la entrada principal o en un piso alto para simbolizar ascenso.

En resumen, podemos aplicar los principios del Feng Shui tanto en nuestro hogar como en nuestro entorno laboral para crear ambientes armoniosos y propicios para nuestro bienestar y éxito. Al prestar atención a aspectos como la entrada principal, el dormitorio o nuestra área de trabajo, podemos mejorar el flujo de energía y promover un mayor equilibrio en nuestras vidas.

9.3 Cómo utilizar el Feng Shui para mejorar la salud y promover la prosperidad

El Feng Shui no solo se utiliza para crear ambientes armoniosos, sino que también puede ser una herramienta poderosa para mejorar nuestra salud y promover la prosperidad en nuestras vidas.

En cuanto a la salud, el Feng Shui nos enseña a prestar atención a diferentes aspectos de nuestro entorno que pueden afectar nuestro bienestar físico y emocional. Por ejemplo, según esta filosofía, es importante tener una buena calidad del aire en nuestros espacios habitados. Para lograrlo, se recomienda abrir las ventanas regularmente para permitir la circulación del aire fresco y evitar acumular objetos innecesarios que puedan obstruir el flujo de energía.

Además, el Feng Shui también nos enseña a prestar atención a los colores y materiales que utilizamos en nuestros espacios. Según esta filosofía, los colores cálidos como el rojo o el naranja pueden estimular nuestra vitalidad y energía, mientras que los tonos fríos como el azul o el verde pueden promover la calma y la relajación. Del mismo modo, se cree que los materiales naturales como la madera o la piedra tienen una energía más equilibrada que los materiales sintéticos.

En cuanto a la prosperidad, el Feng Shui nos enseña a prestar atención a diferentes aspectos de nuestro entorno que pueden influir en nuestra abundancia y éxito financiero. Por ejemplo, según esta filosofía, es importante tener una entrada principal despejada y atractiva para permitir que la energía positiva fluya hacia nuestro hogar o lugar de trabajo. Además, se recomienda mantener el área de la riqueza, que generalmente se encuentra en el sureste de un espacio, limpia y ordenada para promover la prosperidad.

Otro aspecto importante en el Feng Shui es la ubicación de los objetos decorativos relacionados con la prosperidad. Según esta filosofía, colocar elementos como plantas saludables, símbolos de riqueza o fuentes de agua en áreas específicas puede ayudar a activar la energía positiva y promover la prosperidad.

El Camino del TAO: Secretos de la Filosofía China para una vida plena y feliz

Filosofía sabiduría y prácticas para alcanzar el equilibrio del cuerpo la mente y el espíritu

En resumen, el Feng Shui puede ser utilizado como una herramienta poderosa para mejorar nuestra salud y promover la prosperidad en nuestras vidas. Al prestar atención a aspectos como la calidad del aire, los colores y materiales utilizados en nuestros espacios, así como la disposición de objetos decorativos relacionados con la prosperidad, podemos crear ambientes armoniosos que nos apoyen en nuestro bienestar físico y emocional, así como en nuestro éxito financiero.

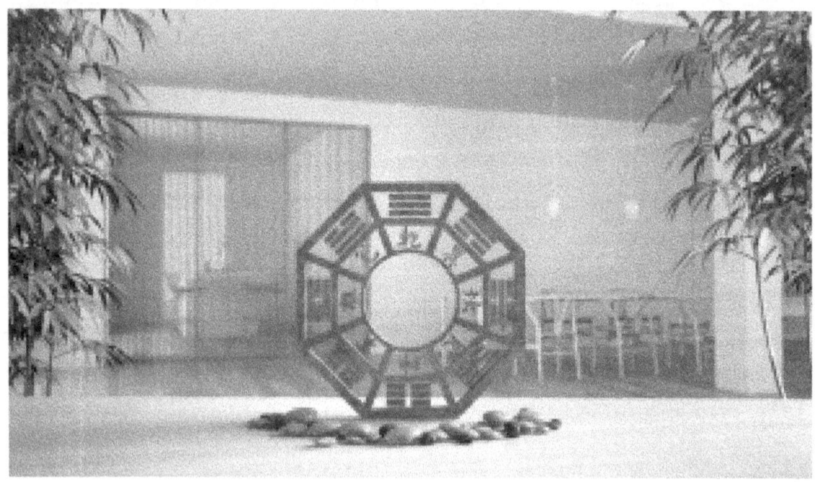

El Camino del TAO: Secretos de la Filosofía China para una vida plena y feliz

Filosofía, sabiduría y prácticas para alcanzar el equilibrio del cuerpo, la mente y el espíritu

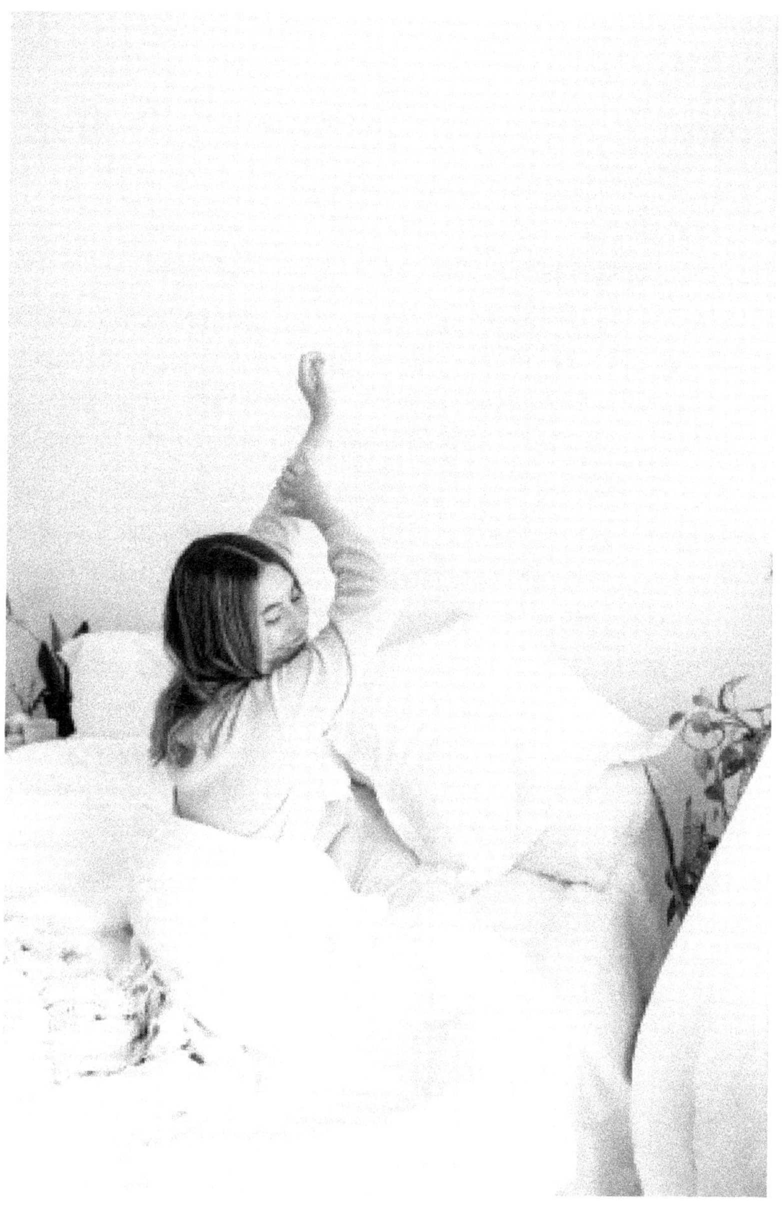

Escrito por Mervy Farfán

Capítulo 10: La importancia del sueño reparador

10.1 Los fundamentos del sueño según la medicina tradicional china

El sueño es considerado de vital importancia en la medicina tradicional china (MTC), ya que se cree que durante el sueño el cuerpo se regenera y restaura su equilibrio energético. Según la MTC, el sueño reparador es fundamental para mantener una buena salud y prevenir enfermedades.

En la MTC, el sueño está relacionado con el concepto de Yin y Yang. El Yin representa la parte femenina, oscura y tranquila, mientras que el Yang representa la parte masculina, luminosa y activa. Un desequilibrio entre estas dos fuerzas puede afectar negativamente al sueño.

Además, según la MTC, cada órgano tiene un horario específico durante el cual se encuentra en su máximo nivel de actividad. Por ejemplo, entre las 11 p.m. y la 1 a.m., el hígado alcanza su punto máximo de actividad y es importante estar durmiendo durante este período para permitir que el hígado desempeñe sus funciones correctamente.

La calidad del sueño también está relacionada con los meridianos energéticos del cuerpo. Estos meridianos son canales por los cuales fluye la energía vital o Qi. Si hay bloqueos o desequilibrios en estos meridianos, puede haber dificultades para conciliar el sueño o mantenerlo durante toda la noche.

El Camino del TAO: Secretos de la Filosofía China para una vida plena y feliz
Filosofía sabiduría y prácticas para alcanzar el equilibrio del cuerpo la mente y el espíritu

Para mejorar la calidad del sueño según la MTC, es importante seguir algunas recomendaciones:

Mantener una rutina regular de sueño: acostarse y levantarse a las mismas horas todos los días ayuda a establecer un ritmo circadiano saludable.

Evitar estimulantes antes de dormir: el consumo de cafeína, alcohol y alimentos picantes o pesados antes de acostarse puede interferir con el sueño.

Crear un ambiente propicio para dormir: mantener la habitación oscura, tranquila y a una temperatura adecuada puede favorecer un sueño reparador.

Evitar actividades estimulantes antes de dormir: la exposición a pantallas electrónicas, como teléfonos móviles o televisores, antes de acostarse puede dificultar conciliar el sueño.

Realizar ejercicios suaves antes de dormir: practicar Qi Gong o Tai Chi antes de acostarse puede ayudar a relajar el cuerpo y la mente, preparándolos para un sueño reparador.

10.2 Hábitos saludables para mejorar la calidad del sueño y combatir el insomnio

El insomnio es un trastorno del sueño que afecta a muchas personas en todo el mundo. La medicina tradicional china ofrece algunas recomendaciones y hábitos saludables que pueden ayudar a mejorar la calidad del sueño y combatir el insomnio.

Una de las principales causas del insomnio según la MTC es el desequilibrio entre Yin y Yang. Para restablecer este equilibrio, se recomienda seguir una dieta equilibrada que incluya alimentos Yin (como frutas, verduras y pescado) y alimentos Yang (como carnes rojas y cereales integrales). Además, es importante evitar comidas pesadas o picantes antes de acostarse.

Otro factor importante para combatir el insomnio es mantener una buena higiene del sueño. Esto implica establecer una rutina regular de sueño, evitando siestas largas durante el día y creando un ambiente propicio para dormir. Mantener la habitación oscura, tranquila y a una temperatura adecuada puede ayudar a conciliar el sueño más fácilmente.

La práctica de técnicas de relajación antes de dormir también puede ser beneficiosa para combatir el insomnio. La meditación, la respiración profunda y los ejercicios suaves como el Qi Gong o el Tai Chi pueden ayudar a relajar el cuerpo y la mente, preparándolos para un sueño reparador.

Además, es importante evitar actividades estimulantes antes de acostarse, como ver televisión o utilizar dispositivos electrónicos. La exposición a la luz azul emitida por estas pantallas puede interferir con la producción de melatonina, una hormona que regula el ciclo del sueño.

En casos más graves de insomnio, la MTC también ofrece tratamientos específicos como la acupuntura y la fitoterapia. Estas terapias pueden ayudar a equilibrar la energía del cuerpo y tratar las causas subyacentes del insomnio.

10.3 Técnicas de relajación y meditación antes de dormir para favorecer un sueño reparador

Las técnicas de relajación y meditación son herramientas poderosas que pueden ayudar a calmar la mente y preparar el cuerpo para un sueño reparador. En la medicina tradicional china (MTC), se considera que estas prácticas son fundamentales para promover un sueño saludable.

Una técnica comúnmente utilizada en la MTC es la meditación antes de dormir. La meditación implica enfocar conscientemente la atención en un objeto o pensamiento específico, lo que ayuda a calmar la mente y reducir el estrés. Al practicar la meditación antes de acostarse, se puede liberar la tensión acumulada durante el día y preparar la mente para un sueño reparador.

La respiración profunda es otra técnica efectiva para relajarse antes de dormir. La respiración profunda implica inhalar lenta y profundamente a través de la nariz, llenando los pulmones de aire, y luego exhalar lentamente por la boca. Esta técnica ayuda a reducir la frecuencia cardíaca y promover una sensación de calma y relajación.

Además de la meditación y la respiración profunda, los ejercicios suaves como el Qi Gong o el Tai Chi también pueden ser beneficiosos para favorecer un sueño reparador. Estos ejercicios combinan movimientos suaves con técnicas de respiración y concentración mental, lo que ayuda a relajar el cuerpo y prepararlo para el descanso.

Otra técnica utilizada en la MTC es el masaje terapéutico antes de dormir. El masaje terapéutico puede ayudar a aliviar la tensión muscular acumulada durante el día y promover una sensación de relajación profunda. Se pueden utilizar diferentes técnicas de masaje, como presiones suaves o movimientos circulares, para estimular puntos específicos del cuerpo relacionados con el sueño.

En resumen, las técnicas de relajación y meditación son herramientas poderosas que pueden ayudar a promover un sueño reparador según la medicina tradicional china. La práctica regular de estas técnicas puede ayudar a calmar la mente, reducir el estrés y preparar el cuerpo para un sueño saludable. Además, seguir hábitos saludables como mantener una rutina regular de sueño, evitar actividades estimulantes antes de acostarse y crear un ambiente propicio para dormir también puede contribuir a mejorar la calidad del sueño. En casos más graves de insomnio, es recomendable buscar la ayuda de un profesional de la medicina tradicional china, quien podrá ofrecer tratamientos específicos como la acupuntura o la fitoterapia.

- "Medicina Tradicional China: Fundamentos y aplicaciones en el sueño" por Dr. José Luis Padilla - "Insomnio: Tratamiento con Medicina Tradicional China" por Dr. Juan Carlos Acosta - "Meditación y Sueño: Cómo mejorar la calidad del sueño a través de la meditación" por Dr. Javier García Campayo

El Camino del TAO: Secretos de la Filosofía China para una vida plena y feliz

Filosofía sabiduria y prácticas para alcanzar el equilibrio del cuerpo la mente y el espíritu

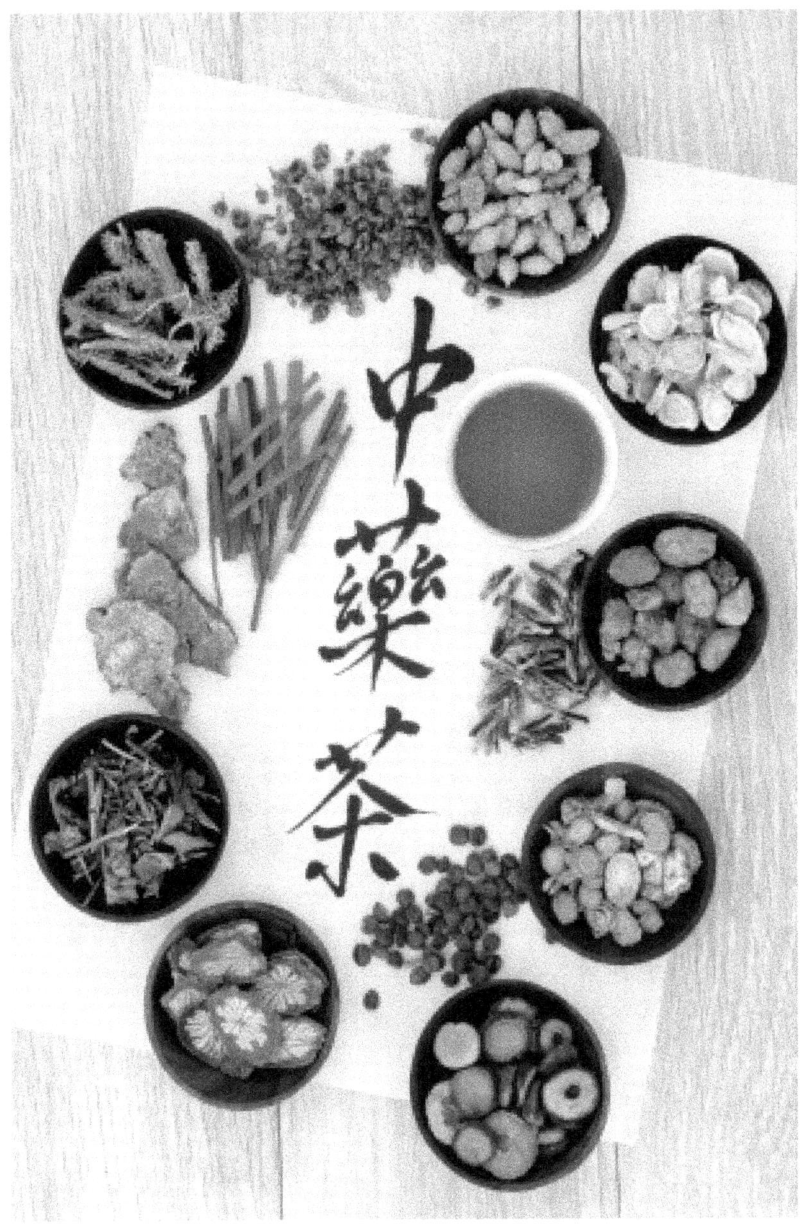

63

El Camino del TAO: Secretos de la Filosofía China para una vida plena y feliz

Filosofía sabiduria y prácticas para alcanzar el equilibrio del cuerpo la mente y el espíritu

63

Capítulo 11: El poder de las hierbas medicinales chinas

11.1 Introducción a las hierbas medicinales chinas y sus propiedades curativas

Las hierbas medicinales chinas han sido utilizadas durante miles de años como una forma natural de tratar diversas dolencias y promover la salud en general. La medicina tradicional china se basa en el concepto de equilibrio y armonía entre el cuerpo, la mente y el espíritu, y las hierbas juegan un papel fundamental en este enfoque holístico.

Una de las características distintivas de la medicina herbal china es su énfasis en el uso de combinaciones de hierbas, conocidas como fórmulas herbales. Estas fórmulas están diseñadas para abordar no solo los síntomas específicos de una enfermedad, sino también las causas subyacentes que pueden estar contribuyendo al desequilibrio en el cuerpo.

Las hierbas medicinales chinas se clasifican según sus propiedades y efectos terapéuticos. Algunas hierbas son consideradas "calientes" y se utilizan para tratar condiciones relacionadas con el frío o la debilidad, mientras que otras son consideradas "frías" y se usan para contrarrestar el calor o la inflamación. También hay hierbas que tienen propiedades tonificantes, que fortalecen y nutren el cuerpo, así como hierbas que tienen propiedades dispersantes, que ayudan a mover la energía estancada.

El Camino del TAO: Secretos de la Filosofía China para una vida plena y feliz

Filosofía sabiduría y prácticas para alcanzar el equilibrio del cuerpo la mente y el espíritu

Además de su clasificación según sus propiedades, las hierbas medicinales chinas también se agrupan según su sabor. Cada sabor tiene asociado un órgano o sistema del cuerpo al que afecta específicamente. Por ejemplo, las hierbas amargas pueden tener un efecto estimulante en el sistema digestivo, mientras que las hierbas dulces pueden tonificar y nutrir la energía del cuerpo.

Las hierbas medicinales chinas se utilizan para tratar una amplia variedad de dolencias comunes. Algunas de las condiciones más comunes que se pueden tratar con hierbas incluyen resfriados y gripes, problemas digestivos, dolor muscular y articular, insomnio, estrés y ansiedad, entre otros. La combinación de diferentes hierbas en una fórmula herbal permite abordar múltiples síntomas y causas subyacentes al mismo tiempo.

Es importante destacar que la medicina herbal china no solo trata los síntomas de una enfermedad, sino que también busca abordar las causas subyacentes del desequilibrio en el cuerpo. Esto significa que el tratamiento puede llevar más tiempo que simplemente tomar un medicamento para aliviar los síntomas. Sin embargo, a largo plazo, este enfoque holístico puede ayudar a restaurar el equilibrio y promover una salud óptima.

11.2 Uso terapéutico de las hierbas medicinales chinas en diferentes dolencias comunes

Las hierbas medicinales chinas se utilizan para tratar una amplia gama de dolencias comunes. A continuación se presentan algunos ejemplos de cómo se pueden utilizar estas hierbas para abordar diferentes condiciones:

Resfriados y gripes: Las hierbas como la menta (Bo He) y la canela (Gui Zhi) se utilizan para aliviar los síntomas del resfriado, como la congestión nasal y el dolor de garganta. También se pueden utilizar hierbas como el astrágalo (Huang Qi) y la equinácea para fortalecer el sistema inmunológico y prevenir resfriados y gripes.

Problemas digestivos: Las hierbas como la raíz de regaliz (Gan Cao) y la menta (Bo He) se utilizan para aliviar los síntomas de indigestión, acidez estomacal y náuseas. También se pueden utilizar hierbas como la cáscara de naranja amarga (Zhi Shi) y el jengibre (Sheng Jiang) para estimular la digestión y aliviar los problemas intestinales.

Dolor muscular y articular: Las hierbas como la cúrcuma (Jiang Huang) y el jengibre (Sheng Jiang) se utilizan para aliviar el dolor muscular y articular causado por la inflamación. También se pueden utilizar hierbas como la raíz de eucommia (Du Zhong) y el espino blanco (Shan Zha) para fortalecer los huesos y las articulaciones.

El Camino del TAO: Secretos de la Filosofía China para una vida plena y feliz

Filosofía sabiduría y prácticas para alcanzar el equilibrio del cuerpo la mente y el espíritu

Insomnio: Las hierbas como la valeriana (Xie Cao), la flor de loto (He Huan Hua) y la semilla de loto (Lian Zi Xin) se utilizan para promover un sueño reparador. Estas hierbas tienen propiedades sedantes que ayudan a calmar la mente y relajar el cuerpo.

Estrés y ansiedad: Las hierbas como el ginseng siberiano (Ci Wu Jia), la raíz de peonía blanca (Bai Shao Yao) y la raíz de rehmannia china (Di Huang) se utilizan para reducir el estrés y la ansiedad. Estas hierbas tienen propiedades adaptogénicas que ayudan al cuerpo a adaptarse y responder de manera más efectiva al estrés.

Es importante tener en cuenta que el uso de hierbas medicinales chinas para tratar estas dolencias debe ser supervisado por un profesional de la medicina tradicional china. Cada persona es única y puede requerir una combinación específica de hierbas según sus síntomas y constitución individual.

11.3 Recetas naturales a base de hierbas medicinales chinas para fortalecer el sistema inmunológico

El sistema inmunológico juega un papel fundamental en la protección del cuerpo contra enfermedades e infecciones. Las hierbas medicinales chinas pueden ser una forma natural y efectiva de fortalecer el sistema inmunológico y promover una salud óptima. A continuación se presentan algunas recetas naturales a base de hierbas medicinales chinas que pueden ayudar a fortalecer el sistema inmunológico:

El Camino del TAO: Secretos de la Filosofía China para una vida plena y feliz

Filosofía sabiduría y prácticas para alcanzar el equilibrio del cuerpo la mente y el espíritu

1.Té de astrágalo: El astrágalo (Huang Qi) es una hierba ampliamente utilizada en la medicina herbal china debido a sus propiedades inmunomoduladoras. Para preparar este té, simplemente agregue unas rodajas de raíz de astrágalo a agua caliente y déjelo reposar durante unos minutos antes de beberlo.

2.Sopa de pollo con jengibre: El jengibre (Sheng Jiang) tiene propiedades antiinflamatorias y antioxidantes que pueden ayudar a fortalecer el sistema inmunológico. Prepare una sopa casera con pollo, jengibre fresco, cebolla, zanahoria y apio para obtener los beneficios de esta hierba.

3.Infusión de equinácea: La equinácea es una hierba conocida por sus propiedades estimulantes del sistema inmunológico. Prepare una infusión con hojas secas de equinácea y agua caliente, y bébala regularmente para fortalecer su sistema inmunológico.

4.Tónico de ginseng: El ginseng es una hierba adaptogénica que puede ayudar a fortalecer el sistema inmunológico y aumentar la resistencia al estrés. Prepare un tónico con raíz de ginseng, miel y agua caliente, y bébalo regularmente para obtener sus beneficios.

Estas son solo algunas recetas naturales a base de hierbas medicinales chinas que pueden ayudar a fortalecer el sistema inmunológico. Es importante recordar que cada persona es única y puede requerir diferentes combinaciones de hierbas según su constitución individual. Siempre consulte a un profesional de la medicina tradicional china antes de comenzar cualquier tratamiento herbal.

El Camino del TAO: Secretos de la Filosofía China para una vida ple...

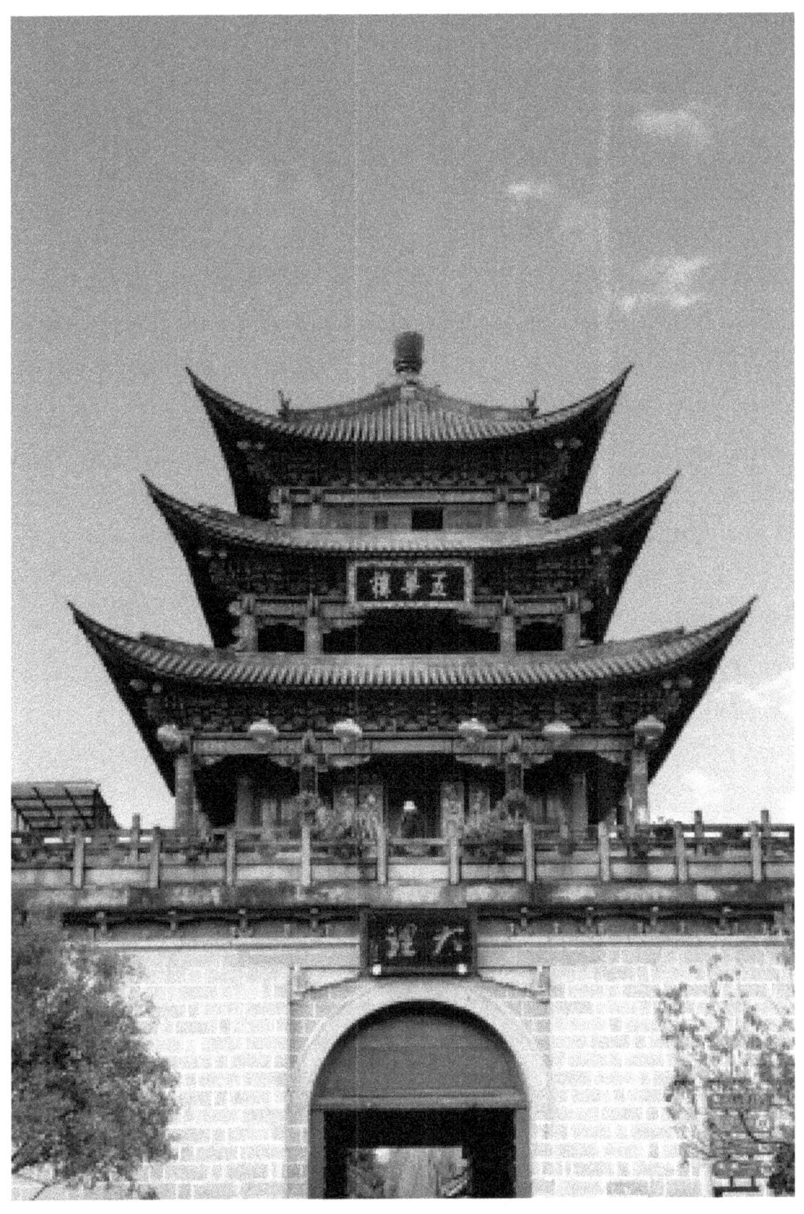

Escrito por Mervy Farfán

Capítulo 12: Integrando los principios taoístas en la vida cotidiana

12.1 Cómo aplicar los principios taoístas en las relaciones interpersonales

Las enseñanzas del taoísmo no solo se aplican al individuo, sino también a las relaciones interpersonales. El taoísmo nos invita a cultivar la armonía y el equilibrio en nuestras interacciones con los demás, reconociendo que todos somos parte de un todo interconectado.

En primer lugar, es importante recordar que cada persona tiene su propio camino y su propia naturaleza. En lugar de tratar de cambiar o controlar a los demás, el taoísmo nos enseña a aceptar y respetar a los demás tal como son. Esto implica dejar de lado nuestras expectativas y juicios, y permitir que cada persona siga su propio camino.

Además, el taoísmo nos anima a practicar la compasión y la empatía hacia los demás. Al reconocer nuestra propia conexión con el universo, podemos entender que todos estamos sujetos a las mismas fuerzas y desafíos de la vida. Esto nos permite ser más comprensivos y solidarios con los demás en sus luchas y dificultades.

Otro principio importante del taoísmo en las relaciones interpersonales es el concepto de wu wei, que se traduce como "no hacer" o "no forzar". En lugar de tratar de controlar o manipular a los demás, el taoísmo nos invita a fluir con la corriente natural de la vida. Esto implica dejar ir nuestras expectativas y deseos egoístas, y confiar en el proceso natural de las cosas.

El Camino del TAO: Secretos de la Filosofía China para una vida plena y feliz
Filosofía sabiduría y prácticas para alcanzar el equilibrio del cuerpo la mente y el espíritu

En términos prácticos, esto significa aprender a escuchar activamente a los demás, sin juzgar ni interrumpir. También implica aprender a comunicarnos de manera clara y respetuosa, expresando nuestras necesidades y deseos de una manera no agresiva. Al practicar el wu wei en nuestras relaciones, podemos cultivar la armonía y evitar conflictos innecesarios.

Además, el taoísmo nos enseña a cultivar la humildad y la modestia en nuestras relaciones interpersonales. Reconocer que no somos superiores ni inferiores a los demás nos permite establecer relaciones más equitativas y respetuosas. Esto implica dejar de lado nuestro ego y aprender a valorar las contribuciones de los demás.

En resumen, aplicar los principios taoístas en las relaciones interpersonales implica aceptar y respetar a los demás tal como son, practicar la compasión y la empatía, fluir con la corriente natural de la vida, cultivar la humildad y la modestia, y comunicarse de manera clara y respetuosa. Al hacerlo, podemos crear relaciones más armoniosas y significativas.

12.2 Estrategias taoístas para manejar el estrés y encontrar la paz interior

El estrés es una parte inevitable de la vida moderna, pero el taoísmo ofrece estrategias efectivas para manejarlo y encontrar paz interior en medio del caos. Estas estrategias se basan en el principio fundamental del taoísmo: fluir con la corriente natural de la vida.

El Camino del TAO: Secretos de la Filosofía China para una vida plena y feliz

Filosofía sabiduría y prácticas para alcanzar el equilibrio del cuerpo la mente y el espíritu

Una de las principales estrategias taoístas para manejar el estrés es practicar el wu wei o "no hacer". Esto implica dejar de lado la resistencia y el control, y en su lugar, confiar en el proceso natural de las cosas. En lugar de luchar contra el estrés o tratar de evitarlo, el taoísmo nos invita a aceptarlo y fluir con él.

Otra estrategia importante es cultivar la atención plena o la conciencia del momento presente. El taoísmo nos enseña a estar completamente presentes en cada momento, sin preocuparnos por el pasado o el futuro. Al practicar la atención plena, podemos liberarnos de los pensamientos y preocupaciones que causan estrés y encontrar paz interior en el momento presente.

Además, el taoísmo nos anima a conectarnos con la naturaleza como una forma de aliviar el estrés y encontrar equilibrio. Pasar tiempo al aire libre, caminar por la naturaleza o simplemente observar un paisaje hermoso puede ayudarnos a relajarnos y recargarnos. La naturaleza nos muestra cómo fluir con los ciclos naturales de la vida y nos recuerda nuestra propia conexión con el universo.

El taoísmo también enfatiza la importancia del autocuidado para manejar el estrés. Esto incluye cuidar nuestro cuerpo a través de una alimentación saludable, ejercicio regular y descanso adecuado. También implica cuidar nuestra mente a través de prácticas como la meditación, que nos ayuda a calmar nuestra mente y encontrar paz interior.

Escrito por Mervy Farfán

El Camino del TAO: Secretos de la Filosofía China para una vida plena y feliz
Filosofía sabiduría y prácticas para alcanzar el equilibrio del cuerpo la mente y el espíritu

En resumen, las estrategias taoístas para manejar el estrés incluyen practicar el wu wei o "no hacer", cultivar la atención plena, conectarse con la naturaleza y cuidar nuestro cuerpo y mente a través del autocuidado. Al aplicar estas estrategias en nuestra vida diaria, podemos encontrar paz interior y manejar el estrés de manera más efectiva.

12.3 El camino del Tao como guía para vivir una vida plena y en armonía con el universo

El taoísmo ofrece un camino para vivir una vida plena y en armonía con el universo. Este camino se basa en los principios fundamentales del taoísmo, que incluyen fluir con la corriente natural de la vida, cultivar la virtud y la humildad, y buscar la unidad con el Tao.

En primer lugar, el taoísmo nos enseña a fluir con la corriente natural de la vida en lugar de luchar contra ella. Esto implica aceptar los cambios y las dificultades como parte inevitable de la existencia humana. En lugar de resistirse o tratar de controlar las circunstancias externas, el taoísmo nos invita a adaptarnos y fluir con ellas.

Además, el taoísmo nos anima a cultivar la virtud y la humildad en nuestras acciones y actitudes. La virtud se refiere a vivir de acuerdo con los principios éticos del taoísmo, como la compasión, la honestidad y el respeto hacia los demás. La humildad implica reconocer nuestra propia pequeñez frente al vasto universo y no dejamos llevar por el ego o el orgullo.

El Camino del TAO: Secretos de la Filosofía China para una vida plena y feliz

Filosofía sabiduría y prácticas para alcanzar el equilibrio del cuerpo la mente y el espíritu

Otro aspecto importante del camino del Tao es buscar la unidad con él. El Tao se considera como una fuerza universal que subyace a todo lo que existe. Buscar la unidad con el Tao implica reconocer nuestra propia conexión con el universo y vivir en armonía con sus leyes naturales. Esto implica vivir de acuerdo con los principios del taoísmo, como la simplicidad, la espontaneidad y la no acción.

En términos prácticos, vivir una vida plena y en armonía con el universo implica cultivar la conciencia del momento presente, practicar la gratitud y el desapego, y buscar un equilibrio entre el trabajo y el descanso. También implica encontrar nuestro propósito en la vida y seguirlo con pasión y dedicación.

En resumen, el camino del Tao nos guía para vivir una vida plena y en armonía con el universo a través de fluir con la corriente natural de la vida, cultivar la virtud y la humildad, buscar la unidad con el Tao y vivir de acuerdo con sus principios. Al seguir este camino, podemos encontrar significado, paz interior y plenitud en nuestras vidas.

"El Tao de la tranquilidad" de Lao Tzu: Este libro ofrece una guía práctica para vivir en armonía con el Tao y encontrar paz interior en medio del caos.

"El arte de la compasión" de Chuang Tzu: Este libro explora el concepto de compasión en el taoísmo y cómo podemos aplicarlo en nuestras relaciones interpersonales.

- "El camino del Tao" de Alan Watts: En este libro, Watts explora los principios fundamentales del taoísmo y cómo podemos aplicarlos en nuestra vida diaria para encontrar plenitud y armonía. - "La sabiduría del Tao" de Wayne Dyer: En este libro, Dyer explora los principios del taoísmo y ofrece consejos prácticos para aplicarlos en nuestra vida diaria y encontrar paz interior.

Escrito por Mervy Farfán

El Camino del TAO: Secretos de la Filosofía China para una vida plena y feliz

Filosofía sabiduría y prácticas para alcanzar el equilibrio del cuerpo la mente y el espíritu

El libro "El camino del Tao: Secretos de la longevidad china para una vida plena" es una guía práctica que busca ayudar a las personas a adoptar un estilo de vida saludable y en armonía con los principios de la filosofía y medicina china. El autor revela las claves que han permitido a los maestros taoístas, monjes y doctores de la medicina tradicional china disfrutar de una longevidad extraordinaria y una calidad de vida envidiable incluso en edades avanzadas.

El libro comienza explorando los conceptos fundamentales del taoísmo, la historia y cultura chinas, así como la medicina china y su concepción energética del universo, el ser humano y la salud. Luego se adentra en diversos aspectos de esta antigua tradición, como la gastronomía terapéutica, las propiedades curativas del té y los ejercicios medicinales conocidos como Qi Gong y Tai Chi.

Además, el autor presenta programas integrados de rejuvenecimiento y longevidad basados en estos principios taoístas. A lo largo del libro, se explora la sabiduría ancestral al alcance del lector contemporáneo para renacer a un nuevo estilo de vida. Se enfatiza cómo el cuerpo, la mente y el espíritu son inseparables en el proceso de alcanzar un estado de armonía, equilibrio y plenitud.

Los temas principales abordados incluyen los fundamentos de la medicina tradicional china, los conceptos básicos del taoísmo (como Yin/Yang, Qi/Energía vital), los tres tesoros fundamentales (esencia, energía, espíritu), la alimentación y nutrición, el té como parte de la cultura china, los ejercicios medicinales de movimiento interno (Qi Gong), y las aplicaciones prácticas de los principios taoístas para alcanzar una larga vida y rejuvenecimiento.

El Camino del TAO: Secretos de la Filosofía China para una vida plena y feliz

Filosofía sabiduría y prácticas para alcanzar el equilibrio del cuerpo la mente y el espíritu

Resumen

En resumen, "El camino del Tao: Secretos de la longevidad china para una vida plena" es un libro que ofrece una visión completa de la filosofía y prácticas taoístas para lograr un equilibrio en el cuerpo, la mente y el espíritu, basado en los secretos de la longevidad china. Es una guía práctica que busca ayudar a las personas a adoptar un estilo de vida saludable y en armonía con los principios ancestrales chinos.

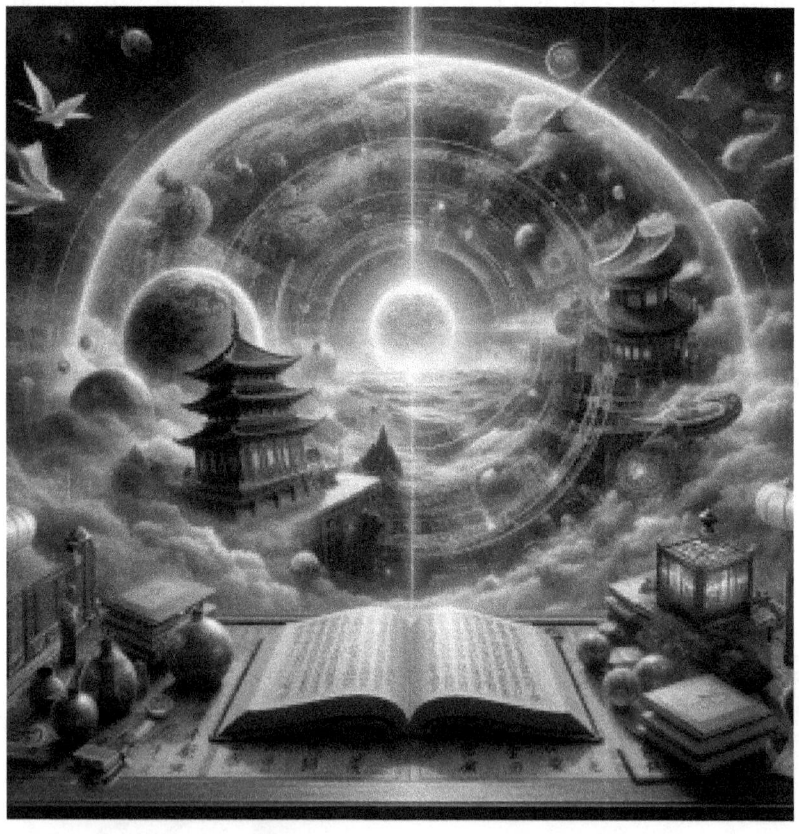

Escrito por Mervy Farfán

El Camino del TAO: Secretos de la Filosofía China para una vida plena y feliz

Filosofía sabiduría y prácticas para alcanzar el equilibrio del cuerpo la mente y el espíritu

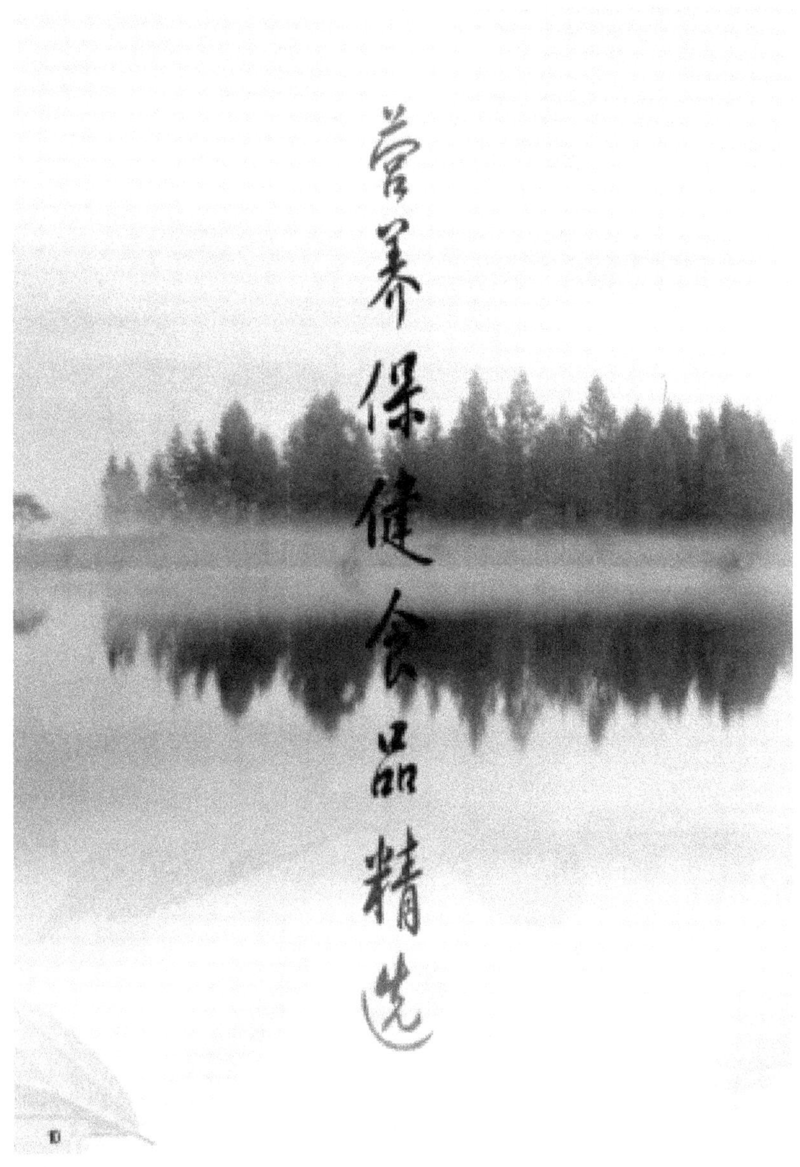

Escrito por Mervy Farfán

CAPITULO ESPECIAL

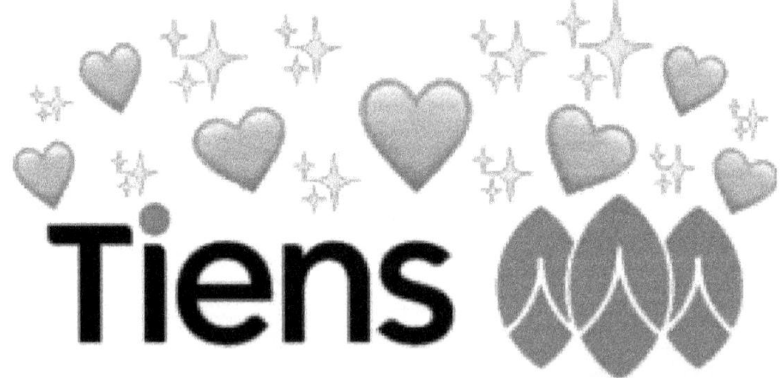

El Camino del TAO: Secretos de la Filosofía China para una vida plena y feliz

Filosofía sabiduría y prácticas para alcanzar el equilibrio del cuerpo la mente y el espíritu

Capítulo 5: Los programas de salud y bienestar de TIENS

5.1 Programas de nutrición

  5.1.1 Planes de alimentación equilibrada

  5.1.2 Suplementos nutricionales para una dieta saludable

  5.1.3 Recetas y consejos para una alimentación balanceada

5.2 Programas de ejercicio

  5.2.1 Rutinas de ejercicios para fortalecer el cuerpo

  5.2.2 Actividades físicas recomendadas por TIENS

  5.2.3 Beneficios del ejercicio regular para la salud

5.3 Programas de meditación

  5.3.1 Técnicas de meditación para calmar la mente y reducir el estrés

  5.3.2 Beneficios de la meditación en la salud mental y emocional

  5.3.3 Prácticas diarias de mindfulness recomendadas por TIENS

Capítulo 1: La historia de TIENS

1.1 Fundación de TIENS en 1995

La fundación de TIENS en 1995 marca el comienzo de una empresa que se convertiría en líder en el desarrollo de productos y servicios de salud y bienestar. Fue fundada por Li Jinyuan, un empresario chino visionario que creía firmemente en los principios del taoísmo y su capacidad para mejorar la calidad de vida de las personas.

Li Jinyuan comenzó su carrera como vendedor ambulante, vendiendo productos farmacéuticos tradicionales chinos. Sin embargo, pronto se dio cuenta del potencial que tenía para crear una empresa que pudiera ofrecer soluciones integrales para la salud y el bienestar. Con este objetivo en mente, fundó TIENS en 1995.

Desde sus humildes comienzos, TIENS ha experimentado un crecimiento exponencial. La empresa ha expandido sus operaciones a nivel mundial y actualmente tiene presencia en más de 190 países. Esto es testimonio del éxito y la efectividad de los productos y servicios ofrecidos por TIENS.

Una de las razones clave detrás del éxito de TIENS es su compromiso con los principios del taoísmo. El taoísmo promueve el equilibrio entre el cuerpo, la mente y el espíritu, lo cual es fundamental para lograr una buena salud y bienestar general. Esta filosofía subyace en todos los aspectos de la empresa, desde la formulación de productos hasta los programas de salud y bienestar.

El Camino del TAO: Secretos de la Filosofía China para una vida plena y feliz
Filosofía sabiduría y prácticas para alcanzar el equilibrio del cuerpo la mente y el espíritu

Además, la fundación de TIENS también fue impulsada por la visión innovadora de Li Jinyuan. Desde el principio, se propuso utilizar tecnología avanzada para desarrollar productos y servicios de vanguardia. Esto ha llevado a la creación de una amplia gama de productos, que incluyen suplementos nutricionales, cosméticos, productos de cuidado personal y dispositivos de salud.

La fundación de TIENS también se basó en el compromiso de Li Jinyuan con la calidad y la excelencia. Desde el principio, se aseguró de que todos los productos y servicios cumplieran con los más altos estándares de calidad. Esto ha sido respaldado por numerosas certificaciones y premios internacionales que ha recibido la empresa a lo largo de los años.

Además, la fundación de TIENS también fue impulsada por el deseo de Li Jinyuan de ayudar a las personas a mejorar su calidad de vida. Creía firmemente en el poder transformador del bienestar físico y mental, y quería compartirlo con el mundo. Esta pasión por hacer una diferencia positiva en la vida de las personas ha sido un factor clave en el éxito continuo de TIENS.

En resumen, la fundación de TIENS en 1995 marcó el comienzo de una empresa líder en el desarrollo de productos y servicios para la salud y el bienestar. Impulsada por los principios del taoísmo, la visión innovadora y el compromiso con la calidad, TIENS ha experimentado un crecimiento significativo desde entonces. Su presencia global y su dedicación para mejorar la calidad de vida son testimonio del impacto positivo que ha tenido en millones de personas en todo el mundo.

Para obtener más información sobre la fundación de TIENS en 1995 y su impacto en el mundo de la salud y el bienestar, se recomienda leer "La historia de TIENS: cómo una empresa china se convirtió en líder mundial en salud y bienestar" por Li Jinyuan. Este libro ofrece una visión detallada de los inicios de la empresa, sus valores fundamentales y su crecimiento a lo largo de los años.

Capítulo 2: La filosofía de TIENS

2.1 Principios del taoísmo como base de la filosofía de TIENS

El taoísmo es una antigua filosofía china que se basa en el equilibrio y la armonía entre el cuerpo, la mente y el espíritu. Estos principios fundamentales del taoísmo son la base de la filosofía de TIENS, una empresa líder en el desarrollo de productos y servicios de salud y bienestar.

Uno de los principales principios del taoísmo es el Yin y el Yang, que representa las fuerzas opuestas pero complementarias presentes en todas las cosas. En TIENS, este principio se aplica al equilibrio entre los diferentes aspectos de la vida, como el trabajo y el descanso, la actividad física y la relajación. La empresa promueve un estilo de vida equilibrado para sus clientes, fomentando hábitos saludables tanto a nivel físico como mental.

Otro principio importante del taoísmo es el Qi, que se refiere a la energía vital que fluye a través de todo el universo. En TIENS, se cree en la importancia de mantener un flujo armonioso de energía en el cuerpo para mantener una buena salud. Por eso, muchos productos y programas de TIENS están diseñados para mejorar la circulación sanguínea y promover un flujo adecuado de energía en el cuerpo.

Los tres tesoros fundamentales del taoísmo también son parte integral de la filosofía de TIENS. Estos tres tesoros son Jing (esencia), Qi (energía) y Shen (espíritu). En TIENS, se busca fortalecer estos tres aspectos a través de sus productos y programas de salud y bienestar. Por ejemplo, los suplementos nutricionales de TIENS están diseñados para proporcionar los nutrientes necesarios para fortalecer la esencia y la energía del cuerpo, mientras que los programas de meditación y relajación ayudan a cultivar el espíritu.

El camino del Tao, otro principio central del taoísmo, también se refleja en la filosofía de TIENS. El camino del Tao se basa en vivir en armonía con la naturaleza y seguir el flujo natural de las cosas. En TIENS, se promueve un enfoque holístico hacia la salud y el bienestar, que incluye una alimentación equilibrada, ejercicio regular y cuidado adecuado del cuerpo. Además, se alienta a los clientes a escuchar su intuición y seguir su propio camino hacia una vida saludable.

La filosofía de TIENS basada en los principios del taoísmo no solo se aplica a sus productos y programas de salud y bienestar, sino también a su cultura empresarial. La empresa valora el equilibrio entre el trabajo y la vida personal de sus empleados, fomentando un ambiente laboral armonioso donde se promueve el crecimiento personal y profesional.

Escrito por Mervy Farfán

El Camino del TAO: Secretos de la Filosofía China para una vida plena y feliz
Filosofía sabiduría y prácticas para alcanzar el equilibrio del cuerpo la mente y el espíritu

En resumen, los principios del taoísmo son la base de la filosofía de TIENS. Esta empresa china líder en el desarrollo de productos y servicios de salud y bienestar busca promover el equilibrio entre el cuerpo, la mente y el espíritu a través de sus productos, tecnología y programas. Al aplicar estos principios en todas las áreas de su negocio, TIENS ofrece a sus clientes una forma holística de mejorar su salud y bienestar.

Para obtener más información sobre los principios del taoísmo y su aplicación en la filosofía de TIENS, se recomienda leer libros como "El Tao Te Ching" de Lao Tzu y "El libro de los secretos del taoísmo" de Mantak Chia. También se puede explorar el sitio web oficial de TIENS para obtener más información sobre sus productos y programas basados en la filosofía del taoísmo.

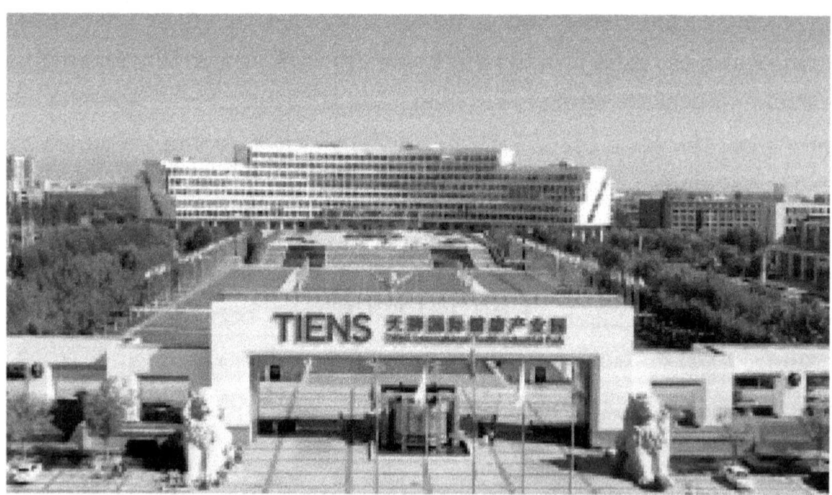

Escrito por Mervy Farfán

El Camino del TAO: Secretos de la Filosofía China para una vida plena y feliz
Filosofía sabiduría y prácticas para alcanzar el equilibrio del cuerpo la mente y el espíritu

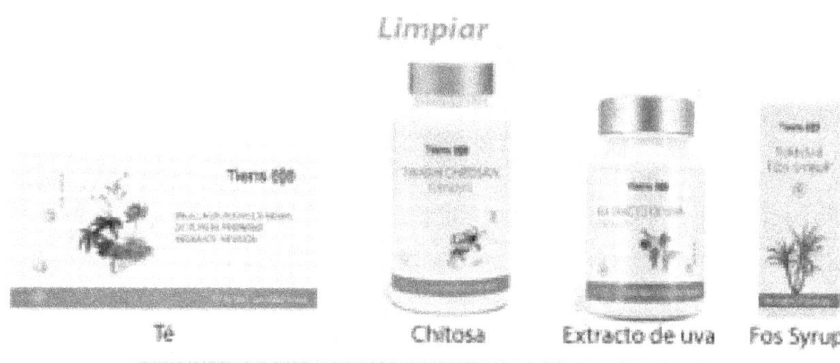

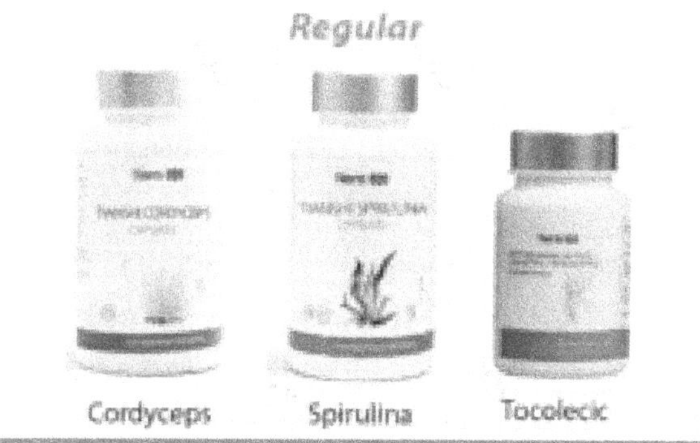

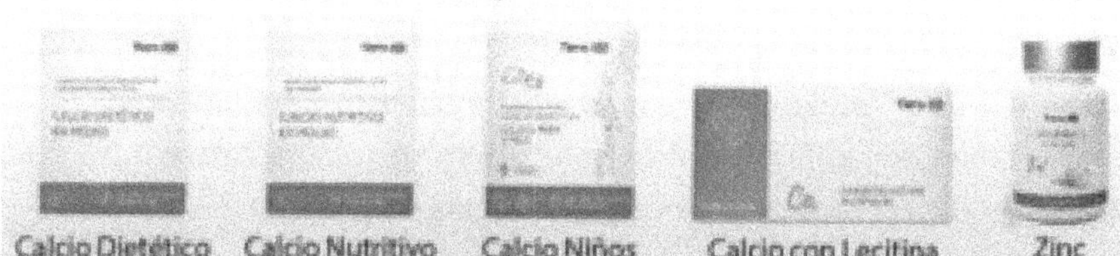

Capítulo 3: Los productos de TIENS

3.1 Suplementos nutricionales

Los suplementos nutricionales son productos que se consumen para complementar la dieta y proporcionar nutrientes adicionales al cuerpo. TIENS ofrece una amplia gama de suplementos nutricionales diseñados para promover la salud y el bienestar.

Uno de los productos destacados de TIENS en esta categoría es el "Suplemento Nutricional Vitality Softgel". Este suplemento está formulado con una combinación única de ingredientes naturales, como aceite de pescado, aceite de semilla de uva y vitamina E. Estos ingredientes ayudan a mantener un sistema cardiovascular saludable, mejorar la función cerebral y fortalecer el sistema inmunológico.

Además del "Suplemento Nutricional Vitality Softgel", TIENS también ofrece otros suplementos nutricionales que abordan necesidades específicas. Por ejemplo, tienen un suplemento diseñado para mejorar la salud ósea llamado "Suplemento Nutricional Osteocalcium Plus". Este producto contiene calcio, vitamina D y otros minerales esenciales para fortalecer los huesos y prevenir enfermedades como la osteoporosis.

TIENS también ha desarrollado un suplemento nutricional dirigido a las mujeres llamado "Suplemento Nutricional Feminnex". Este producto contiene hierro, ácido fólico y otras vitaminas y minerales importantes para apoyar la salud reproductiva y hormonal de las mujeres.

El Camino del TAO: Secretos de la Filosofía China para una vida plena y feliz
Filosofía sabiduría y prácticas para alcanzar el equilibrio del cuerpo la mente y el espíritu

Además de estos productos específicos, TIENS ofrece una variedad de otros suplementos nutricionales que abordan diferentes necesidades, como la pérdida de peso, el control del azúcar en sangre y el apoyo digestivo. Estos productos están respaldados por investigaciones científicas y se fabrican utilizando tecnología avanzada para garantizar su calidad y eficacia.

3.2 Cosméticos

TIENS también ofrece una línea de cosméticos diseñados para mejorar la apariencia y la salud de la piel. Estos productos están formulados con ingredientes naturales y tecnología innovadora para proporcionar resultados visibles.

Uno de los productos destacados en esta categoría es la "Crema Facial Rejuvenecedora". Esta crema está enriquecida con ingredientes como colágeno, ácido hialurónico y extracto de plantas medicinales chinas. Estos ingredientes ayudan a hidratar la piel, reducir las arrugas y mejorar la elasticidad, dejando la piel más suave y radiante.

Además de la crema facial rejuvenecedora, TIENS también ofrece otros productos cosméticos, como cremas hidratantes, limpiadores faciales, tónicos y mascarillas. Estos productos están diseñados para abordar diferentes problemas de la piel, como el acné, las manchas oscuras y la sequedad.

Una característica única de los cosméticos de TIENS es que combinan ingredientes naturales con tecnología avanzada. Por ejemplo, utilizan nanotecnología para asegurar que los ingredientes activos penetren profundamente en la piel y proporcionen beneficios duraderos.

Además, TIENS se preocupa por el medio ambiente y utiliza envases ecológicos para sus productos cosméticos. Esto demuestra su compromiso con la sostenibilidad y el cuidado del planeta.

3.3 Productos de cuidado personal

Los productos de cuidado personal de TIENS están diseñados para promover una buena higiene y cuidado personal. Estos productos incluyen artículos de higiene bucal, cuidado del cabello, cuidado de la piel y más.

Uno de los productos destacados en esta categoría es el "Cepillo de dientes ultrasónico". Este cepillo utiliza tecnología ultrasónica para proporcionar una limpieza profunda y efectiva de los dientes y las encías. Además, tiene un diseño ergonómico que facilita su uso y garantiza una experiencia cómoda.

TIENS también ofrece otros productos de cuidado personal, como champús nutritivos para el cabello, geles de baño suaves para la piel sensible y desodorantes naturales sin aluminio. Estos productos están formulados con ingredientes naturales y suaves para garantizar la seguridad y eficacia.

El Camino del TAO: Secretos de la Filosofía China para una vida plena y feliz
Filosofía sabiduría y prácticas para alcanzar el equilibrio del cuerpo la mente y el espíritu

Además de los productos individuales, TIENS también ofrece kits completos de cuidado personal que incluyen varios productos en un solo paquete. Estos kits son convenientes y ahorran tiempo, ya que contienen todo lo necesario para el cuidado diario.

3.4 Dispositivos de salud

Los dispositivos de salud de TIENS son herramientas innovadoras diseñadas para monitorear y mejorar la salud. Estos dispositivos utilizan tecnología avanzada para proporcionar mediciones precisas y brindar información útil sobre el estado del cuerpo.

Uno de los dispositivos destacados en esta categoría es el "Monitor Inteligente de Salud". Este dispositivo se conecta a través de Bluetooth a una aplicación móvil que registra datos como la presión arterial, el ritmo cardíaco, la calidad del sueño y más. Esta información ayuda a las personas a comprender mejor su salud y tomar medidas preventivas cuando sea necesario.

Además del monitor inteligente de salud, TIENS también ofrece otros dispositivos de salud, como básculas inteligentes que miden el peso corporal y la composición corporal, y dispositivos de terapia magnética que ayudan a aliviar el dolor y mejorar la circulación sanguínea.

Estos dispositivos están respaldados por investigaciones científicas y se fabrican utilizando tecnología de vanguardia. Además, TIENS proporciona capacitación y soporte técnico para garantizar que los usuarios puedan aprovechar al máximo estos dispositivos y mejorar su salud de manera efectiva.

En resumen, los productos de TIENS abarcan una amplia gama de categorías, desde suplementos nutricionales hasta cosméticos, productos de cuidado personal y dispositivos de salud. Estos productos están diseñados con ingredientes naturales y tecnología avanzada para promover la salud y el bienestar en todos los aspectos. Con su enfoque en los principios del taoísmo y su compromiso con la calidad y la innovación, TIENS se ha convertido en una empresa líder en el campo de la salud y el bienestar.

Para obtener más información sobre los productos de TIENS y su enfoque en la salud y el bienestar, se recomienda visitar su sitio web oficial o consultar fuentes adicionales como artículos científicos y revisiones de productos. También se puede buscar testimonios de clientes satisfechos para obtener una perspectiva personal sobre los beneficios de los productos de TIENS.

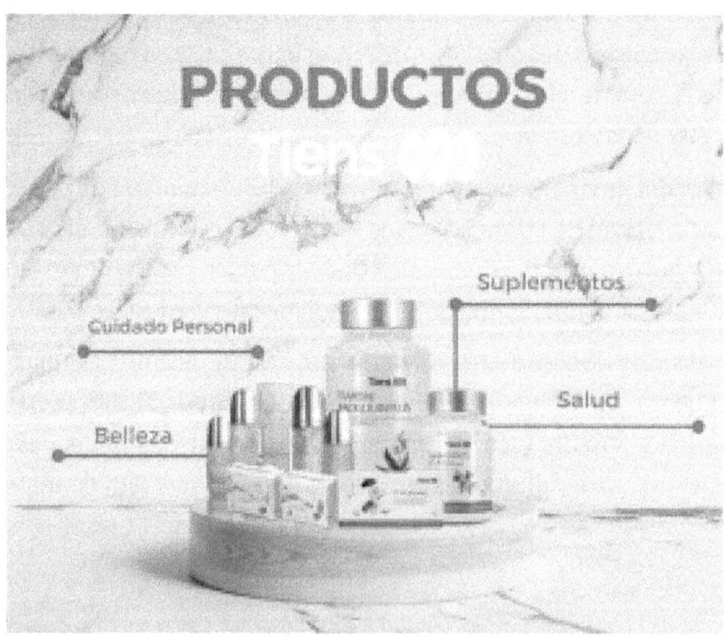

Escrito por Mervy Farfán

El Camino del TAO: Secretos de la Filosofía China para una vida plena y feliz

Filosofía sabiduría y prácticas para alcanzar el equilibrio del cuerpo la mente y el espíritu

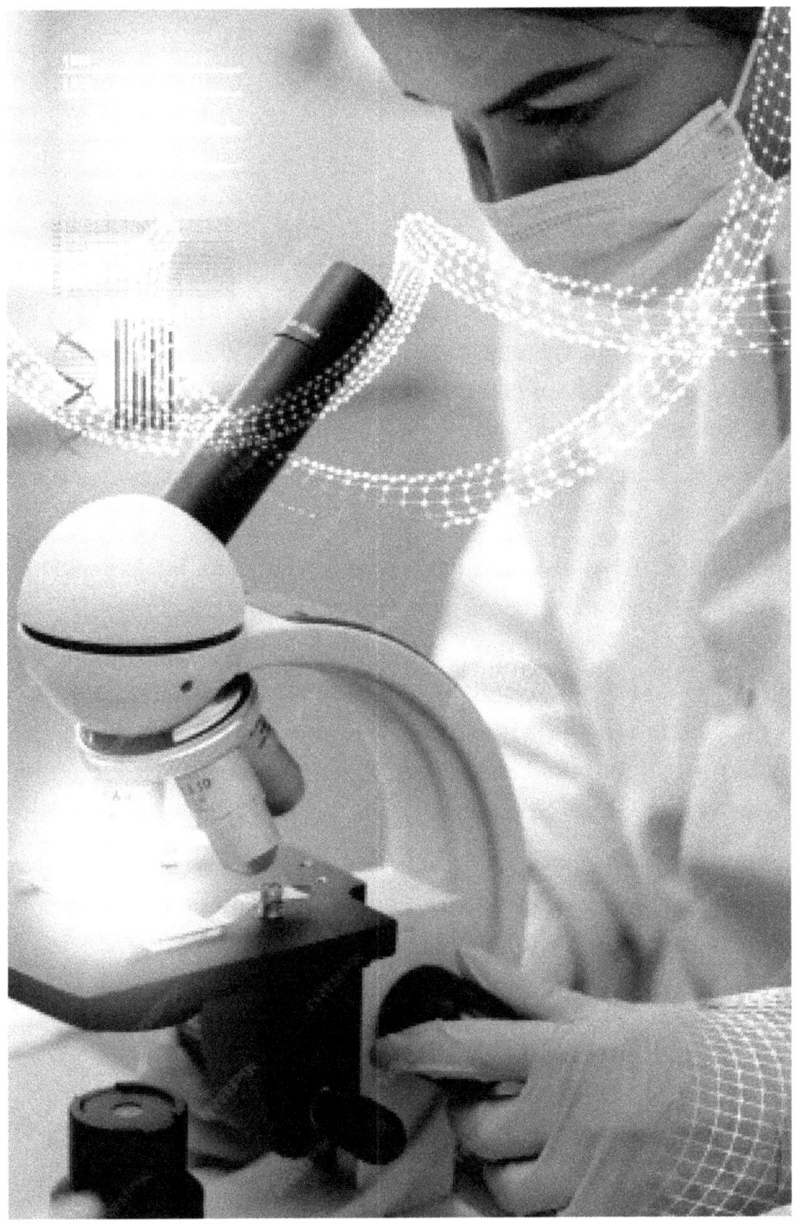

Escrito por Mervy Farfán

Capítulo 4: La tecnología de TIENS

4.1 Tecnología utilizada por TIENS para desarrollar sus productos y servicios

TIENS es una empresa líder en el desarrollo de productos y servicios de salud y bienestar, y su éxito se debe en gran medida a la tecnología que utiliza para crear y mejorar constantemente sus productos. La empresa ha invertido considerablemente en investigación y desarrollo, lo que le ha permitido utilizar tecnologías innovadoras para ofrecer soluciones efectivas a sus clientes.

Una de las tecnologías clave utilizadas por TIENS es la biotecnología. La empresa ha establecido un centro de investigación y desarrollo de biotecnología avanzada, donde se llevan a cabo investigaciones sobre los beneficios de los ingredientes naturales en la salud humana. A través de técnicas como la ingeniería genética y la fermentación microbiana, TIENS ha logrado desarrollar productos nutricionales altamente efectivos que promueven el equilibrio del cuerpo.

Además de la biotecnología, TIENS también utiliza tecnología avanzada en el proceso de fabricación de sus productos. La empresa cuenta con instalaciones modernas equipadas con maquinaria automatizada que garantiza la calidad y consistencia de cada producto. Estas máquinas están diseñadas para optimizar los procesos de producción, reducir los tiempos de fabricación y minimizar los errores humanos.

El Camino del TAO: Secretos de la Filosofía China para una vida plena y feliz
Filosofía sabiduría y prácticas para alcanzar el equilibrio del cuerpo la mente y el espíritu

Otra tecnología importante utilizada por TIENS es la nanotecnología. Esta disciplina científica permite manipular materiales a nivel molecular y atómico, lo que brinda oportunidades sin precedentes para mejorar la eficacia y biodisponibilidad de los ingredientes activos en los productos. TIENS ha aplicado esta tecnología en el desarrollo de suplementos nutricionales, cosméticos e incluso dispositivos de salud. Por ejemplo, han creado nanopartículas de vitaminas y minerales que son más fácilmente absorbidas por el cuerpo, lo que maximiza los beneficios para la salud.

Además de la biotecnología y la nanotecnología, TIENS también utiliza tecnologías de vanguardia en el campo de la medicina tradicional china. Han desarrollado dispositivos electrónicos avanzados que combinan principios de acupuntura y masaje para aliviar el estrés, mejorar la circulación sanguínea y promover la relajación. Estos dispositivos utilizan técnicas como la estimulación eléctrica y la terapia magnética para lograr resultados terapéuticos efectivos.

La tecnología utilizada por TIENS no se limita solo al desarrollo de productos, sino que también se extiende a sus servicios. La empresa ha implementado sistemas informáticos avanzados para gestionar eficientemente su cadena de suministro, controlar la calidad de los productos y brindar un servicio al cliente excepcional. Estos sistemas permiten a TIENS rastrear cada etapa del proceso, desde la adquisición de materias primas hasta la entrega final del producto al cliente.

Escrito por Mervy Farfán

En resumen, TIENS utiliza una variedad de tecnologías innovadoras para desarrollar sus productos y servicios. Desde biotecnología hasta nanotecnología y medicina tradicional china, estas tecnologías les permiten ofrecer soluciones efectivas para mejorar la salud y el bienestar. La inversión continua en investigación y desarrollo garantiza que TIENS siga siendo líder en su industria y continúe brindando productos y servicios de alta calidad a sus clientes en todo el mundo.

Para obtener más información sobre la tecnología utilizada por TIENS, se recomienda consultar fuentes adicionales como el sitio web oficial de la empresa, artículos científicos y publicaciones especializadas en el campo de la biotecnología, nanotecnología y medicina tradicional china. Estas fuentes proporcionarán información más detallada sobre las tecnologías específicas utilizadas por TIENS y cómo se aplican en el desarrollo de sus productos y servicios.

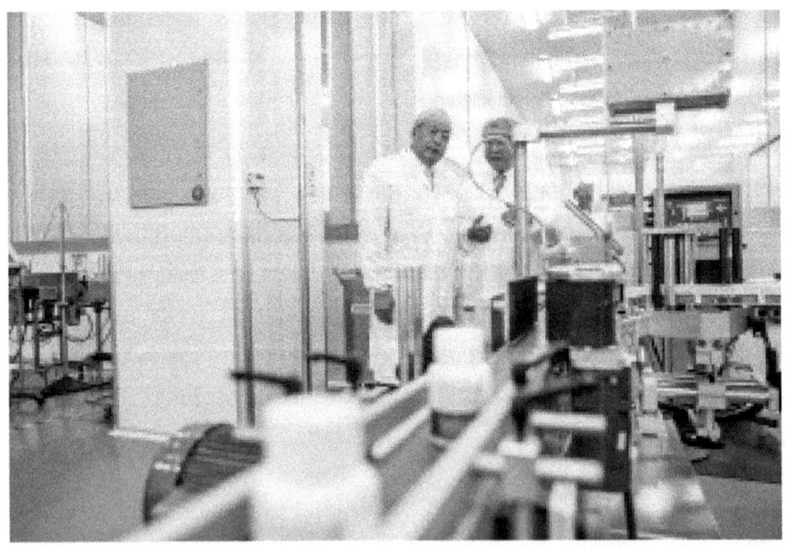

Escrito por Mervy Farfán

El Camino del TAO: Secretos de la Filosofía China para una vida plena y feliz

Filosofía sabiduría y prácticas para alcanzar el equilibrio del cuerpo la mente y el espíritu

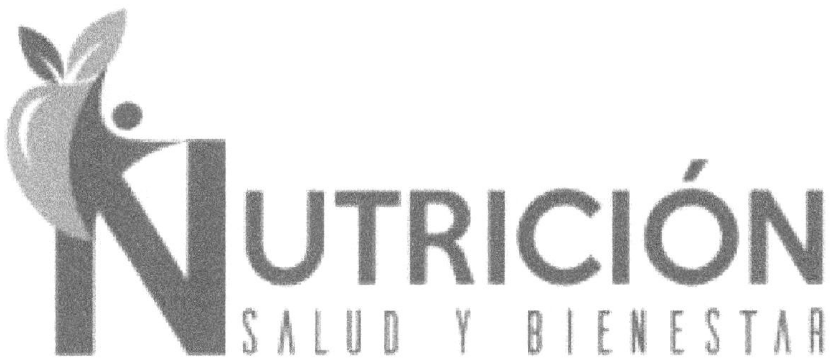

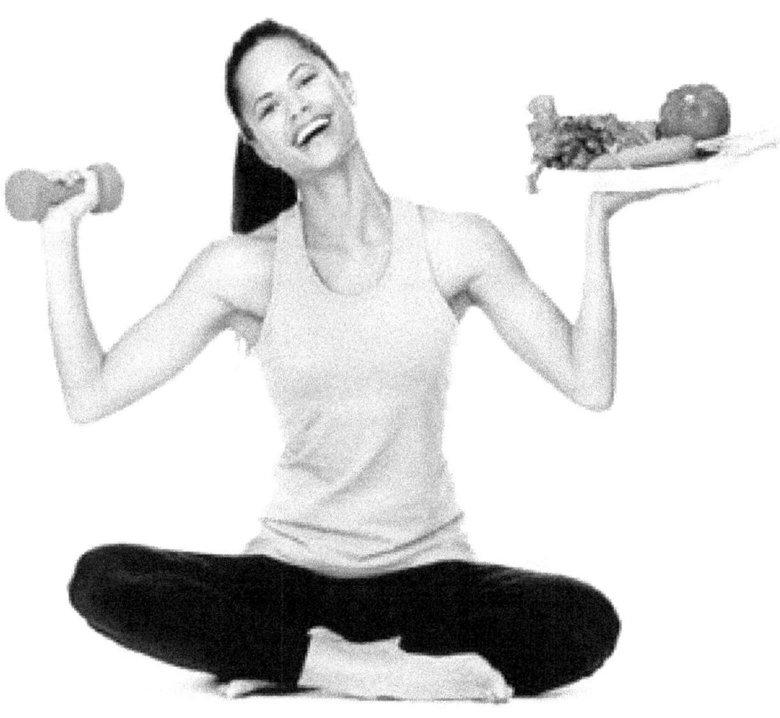

Escrito por Mervy Farfán

Capítulo 5: Los programas de salud y bienestar de TIENS

5.1 Programas de nutrición

La nutrición juega un papel fundamental en nuestra salud y bienestar general. Los programas de nutrición de TIENS se centran en proporcionar una alimentación equilibrada, suplementos nutricionales para una dieta saludable, así como recetas y consejos para una alimentación balanceada
.

5.1.1 Planes de alimentación equilibrada

Los planes de alimentación equilibrada son fundamentales para mantener una buena salud. TIENS ofrece programas que ayudan a las personas a seguir una dieta equilibrada y nutritiva. Estos planes se basan en los principios del taoísmo, que promueven el equilibrio entre los diferentes elementos del cuerpo.

Los planes de alimentación equilibrada de TIENS incluyen una variedad de alimentos ricos en nutrientes esenciales como vitaminas, minerales, proteínas y grasas saludables. Estos planes también tienen en cuenta las necesidades individuales de cada persona, adaptándose a sus preferencias y requerimientos específicos.

Además, los planes de alimentación equilibrada de TIENS fomentan el consumo regular de frutas y verduras frescas, granos enteros, proteínas magras y grasas saludables. También se enfocan en evitar el consumo excesivo de alimentos procesados y azúcares refinados.

El Camino del TAO: Secretos de la Filosofía China para una vida plena y feliz
Filosofía sabiduría y prácticas para alcanzar el equilibrio del cuerpo la mente y el espíritu

Al seguir estos planes de alimentación equilibrada, las personas pueden obtener todos los nutrientes necesarios para mantener su salud óptima y prevenir enfermedades relacionadas con la mala alimentación.

5.1.2 Suplementos nutricionales para una dieta saludable

Además de los planes de alimentación equilibrada, TIENS ofrece suplementos nutricionales que complementan una dieta saludable. Estos suplementos están diseñados para proporcionar nutrientes adicionales que pueden ser difíciles de obtener solo a través de la alimentación.

Los suplementos nutricionales de TIENS incluyen vitaminas, minerales, antioxidantes y otros nutrientes esenciales. Estos productos están formulados con ingredientes naturales y se someten a rigurosas pruebas de calidad para garantizar su eficacia y seguridad.

Al incorporar los suplementos nutricionales de TIENS en una dieta equilibrada, las personas pueden asegurarse de que están obteniendo todos los nutrientes necesarios para mantener su salud óptima. Estos suplementos también pueden ayudar a fortalecer el sistema inmunológico, mejorar la digestión y promover la salud en general.

5.1.3 Recetas y consejos para una alimentación balanceada

Además de los planes de alimentación equilibrada y los suplementos nutricionales, TIENS también ofrece recetas y consejos prácticos para una alimentación balanceada. Estas recetas están diseñadas para ser sabrosas, nutritivas y fáciles de preparar.

Las recetas de TIENS incluyen una variedad de platos saludables que se adaptan a diferentes preferencias dietéticas, como vegetarianas o sin gluten. Estas recetas utilizan ingredientes frescos y naturales, evitando el uso de aditivos artificiales o ingredientes procesados en exceso.

Además, TIENS proporciona consejos útiles sobre cómo planificar comidas equilibradas, cómo leer etiquetas nutricionales y cómo hacer elecciones saludables al comer fuera de casa. Estos consejos ayudan a las personas a tomar decisiones informadas sobre su alimentación y a mantener una dieta balanceada en todo momento.

Al seguir las recetas y consejos de TIENS, las personas pueden disfrutar de una alimentación saludable y equilibrada, mejorando así su bienestar general.

5.2 Programas de ejercicio

El ejercicio regular es esencial para mantener un cuerpo fuerte y saludable. Los programas de ejercicio de TIENS se centran en proporcionar rutinas de ejercicios efectivas, actividades físicas recomendadas y destacar los beneficios del ejercicio regular para la salud.

5.2.1 Rutinas de ejercicios para fortalecer el cuerpo

TIENS ofrece rutinas de ejercicios diseñadas para fortalecer el cuerpo y mejorar la condición física general. Estas rutinas incluyen una combinación de ejercicios cardiovasculares, entrenamiento de fuerza y flexibilidad.

El Camino del TAO: Secretos de la Filosofía China para una vida plena y feliz
Filosofía sabiduría y prácticas para alcanzar el equilibrio del cuerpo la mente y el espíritu

Las rutinas de ejercicios de TIENS se adaptan a diferentes niveles de condición física, desde principiantes hasta atletas avanzados. Estas rutinas también tienen en cuenta las necesidades individuales, como lesiones o limitaciones físicas.

Al seguir las rutinas de ejercicios proporcionadas por TIENS, las personas pueden mejorar su resistencia cardiovascular, aumentar su fuerza muscular y mejorar su flexibilidad. Estos ejercicios también ayudan a quemar calorías, controlar el peso corporal y reducir el riesgo de enfermedades crónicas como la diabetes o enfermedades cardíacas.

5.2.2 Actividades físicas recomendadas por TIENS

Además de las rutinas específicas, TIENS recomienda una variedad de actividades físicas que promueven la salud y el bienestar general. Estas actividades incluyen caminar, correr, nadar, practicar yoga, tai chi y otras formas de ejercicio.

TIENS destaca la importancia de encontrar actividades físicas que sean agradables y se adapten a los intereses individuales. Al elegir actividades físicas que disfrutamos, es más probable que las realicemos de manera regular y mantengamos un estilo de vida activo.

Al participar en actividades físicas recomendadas por TIENS, las personas pueden mejorar su estado de ánimo, reducir el estrés y aumentar su energía. Estas actividades también promueven la salud cardiovascular, fortalecen los músculos y mejoran la flexibilidad.

5.2.3 Beneficios del ejercicio regular para la salud

El ejercicio regular tiene numerosos beneficios para la salud. Además de fortalecer el cuerpo y mejorar la condición física, el ejercicio regular también tiene efectos positivos en otros aspectos de nuestra salud.

El ejercicio regular ayuda a mantener un peso corporal saludable al quemar calorías y aumentar el metabolismo. También mejora la circulación sanguínea, lo que reduce el riesgo de enfermedades cardíacas y mejora la función cerebral.

Además, el ejercicio regular ayuda a reducir el estrés y mejorar el estado de ánimo al liberar endorfinas, conocidas como las "hormonas de la felicidad". También puede ayudar a prevenir o controlar enfermedades crónicas como la diabetes tipo 2 o la hipertensión arterial.

En general, el ejercicio regular es una parte fundamental de un estilo de vida saludable. Los programas de ejercicio ofrecidos por TIENS brindan orientación y apoyo para ayudar a las personas a incorporar el ejercicio en su rutina diaria y disfrutar de los numerosos beneficios para la salud que conlleva.

5.3 Programas de meditación

La meditación es una práctica milenaria que tiene beneficios significativos para la salud mental y emocional. Los programas de meditación de TIENS se centran en proporcionar técnicas de meditación efectivas, destacar los beneficios de la meditación y recomendar prácticas diarias de mindfulness.

El Camino del TAO: Secretos de la Filosofía China para una vida plena y feliz
Filosofía sabiduría y prácticas para alcanzar el equilibrio del cuerpo la mente y el espíritu

5.3.1 Técnicas de meditación para calmar la mente y reducir el estrés

TIENS ofrece técnicas de meditación diseñadas para calmar la mente y reducir el estrés. Estas técnicas incluyen la atención plena, la respiración consciente, la visualización guiada y otras formas de meditación.

La atención plena es una técnica popular que implica prestar atención plena al momento presente sin juzgarlo. Esta técnica ayuda a reducir el estrés, mejorar la concentración y promover un estado general de calma y bienestar.

La respiración consciente es otra técnica común que implica enfocarse en la respiración lenta y profunda para relajar el cuerpo y calmar la mente. Esta técnica es especialmente útil para reducir los niveles de estrés y ansiedad.

La visualización guiada es una técnica en la que se imagina un lugar tranquilo o se visualiza un objetivo específico. Esta técnica ayuda a relajar el cuerpo y aclarar la mente, permitiendo un mayor enfoque y claridad mental.

Al practicar estas técnicas de meditación proporcionadas por TIENS, las personas pueden experimentar una reducción significativa del estrés, una mejora en su capacidad para manejar las emociones negativas y una mayor sensación de calma y bienestar general.

5.3.2 Beneficios de la meditación en la salud mental y emocional

La meditación tiene numerosos beneficios para la salud mental y emocional. Al practicar regularmente la meditación, las personas pueden experimentar una reducción del estrés, una mejora en el estado de ánimo y una mayor claridad mental.

La meditación ayuda a reducir los niveles de cortisol, la hormona del estrés, lo que resulta en una disminución de los síntomas relacionados con el estrés como la ansiedad o la depresión. También puede mejorar la calidad del sueño y promover un estado general de relajación.

Además, la meditación ayuda a desarrollar habilidades de atención plena, lo que permite a las personas estar más presentes en el momento presente y disfrutar más plenamente de sus vidas. También puede ayudar a mejorar la concentración, la memoria y la toma de decisiones.

En términos emocionales, la meditación puede ayudar a cultivar emociones positivas como el amor, la compasión y la gratitud. También puede ayudar a desarrollar una mayor autoconciencia y aceptación personal.

En resumen, los programas de meditación ofrecidos por TIENS brindan herramientas efectivas para mejorar la salud mental y emocional. Al practicar regularmente estas técnicas de meditación, las personas pueden experimentar una mayor calma interior, un mejor manejo del estrés y una mayor satisfacción con su vida en general.

El Camino del TAO: Secretos de la Filosofía China para una vida plena y feliz
Filosofía sabiduría y prácticas para alcanzar el equilibrio del cuerpo la mente y el espíritu

5.3.3 Prácticas diarias de mindfulness recomendadas por TIENS

El mindfulness es una práctica clave dentro de los programas de med

TIENS: La empresa china que combina la sabiduría del Tao con la tecnología para la salud y la longevidad - Los secretos del bienestar a través de sus productos, tecnología y filosofía es un libro que presenta a TIENS, una empresa líder en el desarrollo de productos y servicios de salud y bienestar en China. La empresa se basa en los principios del taoísmo, una filosofía milenaria que promueve el equilibrio entre el cuerpo, la mente y el espíritu.

El libro explora los orígenes y la filosofía de TIENS, así como sus productos, tecnología y programas de salud y bienestar. También incluye testimonios de clientes que han experimentado los beneficios de los productos y servicios de la empresa.

En la introducción se proporciona una visión general del libro y sus objetivos, presentando también a TIENS y sus orígenes.

La primera parte del libro explora los principios del taoísmo, que son la base de la filosofía de TIENS. También presenta la historia de la empresa desde su fundación en 1995 hasta la actualidad.

La segunda parte presenta los productos, tecnología y programas de salud y bienestar ofrecidos por TIENS. Se describen los diferentes tipos de productos que ofrece TIENS, como suplementos nutricionales, cosméticos, productos de cuidado personal y dispositivos de salud. Además, se explora la tecnología utilizada por TIENS para desarrollar sus productos y servicios. También se presentan los programas de salud y bienestar ofrecidos por TIENS, como programas de nutrición, ejercicio y meditación.

El Camino del TAO: Secretos de la Filosofía China para una vida plena y feliz

Filosofía sabiduría y prácticas para alcanzar el equilibrio del cuerpo la mente y el espíritu

La tercera parte del libro presenta testimonios reales de clientes que han experimentado los beneficios de los productos y servicios de TIENS.

En conclusión, este libro ofrece una visión completa de TIENS, desde sus orígenes y filosofía hasta sus productos, tecnología y programas de salud y bienestar. Es una lectura recomendada para aquellos interesados en la sabiduría del Tao y en mejorar su salud y bienestar a través de productos naturales y tecnología innovadora.

Mervy Farfán - Empresaria TIENS

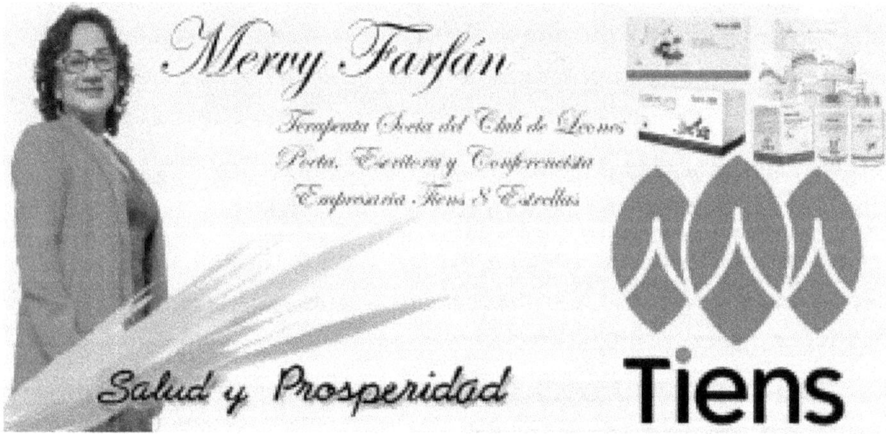

Escrito por Mervy Farfán